Halte au CHOLESTÉROL

Avec la collaboration d'Élisabeth Boyer.

Dr Philippe Gosse

Halte au CHOLESTÉROL

MARABOUT

À mes parents, mes sources.
À Marie, mon soleil.
À Samy et Kevin, ma fierté.
À Ambre, la relève ?

À Gabriel Okoundji, le poète et l'ami

Sommaire

OBJECTIF SANTÉ

Prévenir les risques et éviter les récidives

ÇA SE SOIGNE, DOCTEUR ?
Les traitements contre le cholestérol en excès

CHOLESTÉROL AU LONG COURS

Le traitement en questions

LES OBSTACLES À LA PRÉVENTION

Inertie thérapeutique et défaut d'observance

Préface

Quelques réflexions pour le chemin qui vous attend

En lisant ce livre, vous allez découvrir la réponse de nature scientifique et pratique que propose la médecine à une question importante à l'échelle individuelle et collective : « Puis-je réduire mon risque d'avoir un infarctus du myocarde en réduisant mon taux de cholestérol ? »

Ayant été convié par l'auteur de cet ouvrage, le professeur Philippe Gosse, à en rédiger la préface, il m'a paru utile, en tant que médecin, en tant que cardiologue en prise quotidienne avec la prévention, de vous livrer quelques réflexions sur le contexte de ce qui permet d'obtenir une réponse à cette question, en passant par des voies qui font l'essence de notre métier de médecin.

Sur la médecine

La fonction de la médecine est d'améliorer l'état de santé des personnes qui ont recours à elle et, en collaborant avec des instances décisionnelles, de faire œuvre de santé publique. Ainsi, au lieu d'améliorer l'état de santé personne par personne, il s'agit de proposer et d'inciter à des modifications du cadre et du mode de vie permettant de vivre plus longtemps, mais aussi le plus longtemps possible sans maladie ou handicap.

Et la réponse apportée à la question initiale (« Puis-je réduire mon risque d'avoir un infarctus du myocarde en réduisant mon taux de cholestérol ? ») est tout à la fois d'ordre individuel et populationnel.

Sur les médecins

Pour accomplir la fonction dévolue à la médecine, le médecin dispose de deux armes. La première est un mélange d'empathie et d'altruisme grâce auquel il place au premier plan le bien de son patient, tout en en respectant ses souhaits. La seconde est de faire en sorte que les soins qu'il propose reposent sur un socle scientifique.

Et le médecin est en apprentissage permanent, car tant l'empathie que la science justifient une remise en cause de tous les instants. On apprend toujours en écoutant les communicants et en lisant les ouvrages de psychologie sociale, notamment sur les biais cognitifs[1].

Plus encore, le juste dosage entre empathie et connaissance scientifique est délicat, car une bonne maîtrise des expressions de la première peut cacher un profond déficit en connaissances scientifiques. Inversement, une grande connaissance des données de la science peut conduire le médecin à penser qu'il possède

1. J'invite ceux qui ne connaissent pas cette notion à lire, entre autres, le livre *Système 1, système 2* de Daniel Kahneman. Il paraît difficile aujourd'hui de tenter de comprendre le monde, et notamment la médecine, si l'on ignore tout des biais cognitifs.

une quelconque supériorité sur son entourage et lui faire perdre toute empathie.

Sur la science

Il n'y a pas de définition satisfaisante de la science. Disons, pour faire simple, qu'elle repose sur une méthode d'analyse des données ayant pour objectif de diminuer l'incertitude d'une théorie proposant une vision du monde. Plus cette incertitude sera faible, plus les éléments de cette vision du monde pourront permettre de faire des prévisions qui seront confirmées.

Sur la science médicale

Cela peut paraître un paradoxe pour la science profane, mais croire qu'un médicament va guérir est... une croyance non fondée. Un médicament ne guérit pas – sinon, nous serions peut-être immortels. Non, il réduit la probabilité qu'une maladie apparaisse ou, si elle est présente, qu'elle évolue défavorablement. Seulement cela, et c'est déjà beaucoup.

Et comment sait-on qu'un médicament est efficace ? En adoptant la moins mauvaise méthode scientifique qui permet de le savoir : l'essai thérapeutique contrôlé, randomisé, conduit en double aveugle contre placebo. Le principe consiste à prendre un grand nombre de personnes volontaires qui sont à risque d'une maladie donnée ou qui ont cette maladie, et à faire en sorte que la moitié d'entre elles reçoivent le médicament dont on cherche à connaître les effets alors que l'autre moitié reçoit un placebo (c'est-à-dire un comprimé identique au premier dans son aspect, mais sans substance active). Ni le médecin ni le sujet ne doivent savoir, pendant toute la durée de l'étude, si le patient reçoit le médicament ou le placebo. C'est le double aveugle, dont la fonction essentielle est de limiter l'effet des biais cognitifs. Puis, au bout d'un certain temps, on compte le nombre d'événements étudiés (par exemple, les infarctus du myocarde) survenus dans chacun des groupes. S'il y a une différence dans les taux des événements survenus, on dit que cela est dû à l'effet du traitement. Si le nombre d'infarctus est plus important dans le groupe ayant reçu le « traitement » que dans celui ayant reçu le placebo, on conclut que le « traitement » est nocif, et il ne sera pas commercialisé. Si le nombre d'infarctus est similaire, on dit que le traitement n'a pas d'intérêt, et il ne sera pas commercialisé. Si le nombre d'infarctus est moindre dans le groupe ayant reçu le traitement, on dit que ce dernier est bénéfique et qu'il peut donc être commercialisé – ou continuer à être commercialisé et qu'il peut être proposé à un grand nombre de personnes.

Sur les premiers comptes d'apothicaires

Effectuer un essai thérapeutique contrôlé coûte cher – notamment en matière de logistique et de rémunération des investigateurs – et prend du temps : une année pour élaborer un protocole, plusieurs mois pour mettre en place la logistique, deux à quatre ans pour inclure les personnes dans l'essai, trois à cinq ans de suivi en moyenne. Il faut donc, en général, compter au minimum cinq ans – et le plus souvent autour de huit ans – pour que l'effet d'un candidat médicament soit réellement connu. Et ce, pour la plupart des nouveaux médicaments, en tout cas pour les médicaments innovants. Les enjeux sont triplement importants ; *primo*, il y va de notre santé ; *secundo*, pour les promoteurs d'un potentiel nouveau médicament, il y a l'espoir de posséder un blockbuster, c'est-à-dire un médicament dégageant un chiffre d'affaires de plus d'un milliard de dollars et rentabilisant ainsi la masse financière investie dans l'entreprise ; *tertio*, pour certains médecins, il y a une potentialité d'obtenir de la notoriété, avec tous les éléments pouvant accompagner celle-ci.

Sur les seconds comptes d'apothicaires

Le traitement n'empêche pas absolument que l'événement étudié (dans notre exemple plus haut, un infarctus du myocarde) se produise, il en diminue seulement le risque. Par exemple, on peut dire au terme de telle étude que le « traitement » x réduit le risque d'infarctus du myocarde de 30 %. Ce qui signifie que, au bout de cinq ans par exemple, il y a eu 30 % de moins d'infarctus du myocarde chez les personnes ayant pris le traitement que chez celles ayant pris le placebo. Si chacun des groupes comprenait 10 000 personnes et que, en cinq ans, il est survenu, sous « traitement », 350 infarctus du myocarde, contre 500 sous placebo, on peut effectivement dire que le traitement a réduit de 30 % le risque d'infarctus du myocarde.

Et là, on entre dans les comptes d'apothicaire, car ce résultat peut être exprimé de très nombreuses façons. Par exemple : « Chaque fois que l'on traite 10 000 personnes pendant cinq ans avec ce médicament, on évite 150 infarctus du myocarde, comparé à l'absence de traitement. » Ou encore : « Il faut administrer ce traitement à 66 personnes pendant cinq ans pour éviter un infarctus du myocarde. »

Transcrire ces comptes en pratique

Il y a plusieurs façons de transcrire ces comptes d'apothicaire en pratique. Tout dépend de l'angle adopté.

On peut envisager, par exemple, que l'enjeu financier pour les laboratoires est tel que les tentatives de fraudes et/ou de corruption sont fréquentes et discréditent toute la recherche sur le médicament. C'est en partie vrai, et les scandales sont réguliers – et tout aussi régulièrement amplifiés par la presse. Mais il y a, objectivement, plus d'essais thérapeutiques contrôlés démontrant que des candidats médicaments sont nocifs ou neutres plutôt que bénéfiques, ce qui sous-entend que, si fraude et corruption il y a, ce n'est pas la règle, loin de là. Plus encore, les résultats défavorables d'essais thérapeutiques contrôlés ne doivent pas conduire à considérer qu'il y a forcément tricherie quand un résultat est favorable, raccourci que certains utilisent pourtant avec une mauvaise foi évidente. Retenons que, lorsqu'un essai a été effectué et qu'il est négatif, cela a des conséquences majeures : pour les médecins qui ont fait de mauvaises hypothèses et doivent revoir leur copie, mais aussi pour l'industrie du médicament. Par ailleurs, les instances de régulation, du fait de nombreux scandales, sont de plus en plus vigilantes. Enfin, un essai thérapeutique contrôlé favorable à un médicament n'a d'intérêt et de valeur probante (ou valeur de démonstration) que si son résultat peut être reproduit par un autre essai avec le même médicament ou un équivalent. On aura compris que ce qui compte en médecine, c'est d'effectuer des essais thérapeutiques contrôlés nombreux et pertinents pour connaître réellement l'effet des candidats médicaments.

On peut aussi envisager que, à l'instar de l'analyse fournie par le philosophe Michel Foucault, la santé est devenue une matière économique liée aux avancées thérapeutiques et à l'édification de notre système de protection sociale. Et ce coût doit être réellement utile, c'est-à-dire assumé pour une amélioration de l'état de santé des individus et de la population en général.

On peut encore envisager que, si un traitement réduit en moyenne de 30 % le risque d'infarctus du myocarde, il ne faudra traiter que 66 personnes pour éviter un infarctus du myocarde en cinq ans si ce risque est de 5 %. En d'autres termes, cela veut dire que, sur 100 personnes ayant les mêmes caractéristiques, 5 auront un infarctus du myocarde en cinq ans. Mais si ce traitement est appliqué à des personnes dont le risque à cinq ans est de 0,5 %, il faudra traiter 666 personnes pendant cinq ans pour éviter un infarctus du myocarde, donc le coût pour éviter cet événement serait dix fois plus élevé.

On peut enfin envisager qu'il est difficile pour un médecin, dans le colloque singulier qu'il a avec son patient, voire pour un média s'adressant au grand public, d'utiliser une expression du type : « Ce traitement réduit le risque d'infarctus du myocarde de 30 % en cinq ans. » Tous diront : « En prenant ce traitement, on diminue le risque d'avoir un infarctus du myocarde. » Et si, sur 66 personnes traitées, une seul évitera un infarctus du myocarde en cinq ans, faut-il considérer que cela constitue déjà un progrès – et que ce sera peut-être moi, si je prends ce traitement – ou faut-il considérer que cela revient peut-être aussi à traiter 65 personnes « pour rien » ? Tout est affaire d'interprétation. Ce que fait le médecin tous les jours, c'est appliquer au plus grand nombre des traitements qui, globalement, sont bénéfiques, mais pour lesquels ils n'ont pas encore les moyens de savoir s'ils le sont à l'échelle individuelle. Et tant le médecin que le patient sont confrontés à ce problème avec leurs propres systèmes d'analyse des données.

Sur le cholestérol

Tout ce raisonnement nous conduit au problème central de cet ouvrage, celui du cholestérol et des moyens à utiliser pour réduire le risque d'infarctus du myocarde à l'échelle individuelle comme à l'échelle d'une population.

Le chemin a été long pour admettre que le cholestérol – du moins, certains types – est directement en cause dans le risque de survenue d'un infarctus du myocarde. Car si le mot « cholestérol » est simple, comme vous le comprendrez en lisant cet ouvrage, le monde du cholestérol forme une nébuleuse constituée de nombreuses petites particules dont le nombre, la forme et la fonction peuvent augmenter ou non le risque d'infarctus du myocarde.

Au terme de plus de cent ans de recherche sur les populations et dans les laboratoires expérimentaux, il n'y a actuellement plus de controverse : certaines particules qui sont directement associées au risque d'infarctus du myocarde, à savoir les lipoprotéines de basse densité (ou LDL, pour *low density lipoprotein*) et les apolipoprotéines B. Plus leur taux est élevé, plus le risque d'infarctus du myocarde est important.

Mais tout le monde n'est pas né sous la même étoile : pour certains, l'infarctus du myocarde peut survenir alors que le taux de LDL n'est pas très élevé ; pour d'autres, il se produira uniquement si ce taux est très élevé. Cela dépend de la constitution du patient, notamment génétique, mais aussi de son mode de vie (par exemple, s'il est fumeur ou non fumeur). C'est comme pour la vitesse : on imagine très bien que rouler à 120 km/h sur une autoroute dégagée fait courir très peu de risque d'accident, mais en fait courir beaucoup sur une route très verglacée (l'équivalent du terrain génétique pour le risque d'infarctus du myocarde). Maintenant, reprenons la vitesse de 120 km/h sur une autoroute dégagée, mais ajoutons le fait que les pneus de la voiture sont légèrement lisses, le conducteur un peu fatigué, son alcoolémie à 0,5 g/l et qu'il rédige un texto sur son téléphone (l'équivalent de l'influence du mode de vie sur le risque cardio-vasculaire). Eh bien, son risque d'accident peut être plus élevé que s'il roulait à 120 km/h sur du verglas. Dans ces circonstances, il serait préférable qu'il roule à 50 km/h, voire pas du tout.

Plus le risque d'infarctus du myocarde est élevé, plus le LDL-cholestérol doit être bas. Dire « j'ai fait un infarctus du myocarde, et pourtant, je n'avais pas de cholestérol » devrait être reformulé ainsi : « Concernant ma personne, mon niveau de cholestérol avant mon infarctus du myocarde était trop élevé ; pour diminuer le risque de récidive, je dois le faire baisser davantage encore, même s'il n'était pas élevé. » C'est cela, la grande leçon du cholestérol.

Un dernier point essentiel avant de passer à la réflexion suivante : il faut absolument éviter de parler de bon cholestérol. Pendant longtemps, sur la foi d'études de petite taille, on a cru que le HDL-cholestérol pouvait protéger du risque d'infarctus du myocarde, et cette particule a donc été dénommée bon cholestérol. Ces petites études avaient montré que plus le HDL dosé dans le sang était élevé, plus le risque d'infarctus du myocarde était faible. Mais deux éléments sont venus modifier cette incertitude relative : aucun traitement permettant d'augmenter le taux de HDL-cholestérol ne diminue le risque d'infarctus du myocarde ; et, surtout, lorsqu'on évalue par l'analyse des données massives (Big Data) la relation entre le HDL-cholestérol et le risque d'infarctus du myocarde dans des populations très importantes en nombre, on s'aperçoit que ce risque est élevé quand le HDL est bas, modéré quand le HDL est dans des valeurs moyennes (entre 0,5 à 0,6 g/l) et de nouveau élevé quand le HDL est dans des valeurs hautes.

Sur les traitements du cholestérol

C'est dans ce domaine qu'une controverse a longtemps existé, au point que certains médecins l'ont transformée en polémique. Une controverse est un débat d'idées où chacun confronte ses raisonnements et l'analyse qu'il fait des données de la science avec ceux des autres, ce qui peut aboutir à des conclusions différentes du fait de l'absence de données concordantes de niveau de preuve élevé. Une polémique est une attaque non pas des idées, mais de ceux qui les portent, dès lors qu'elles ne sont pas conformes à ce que le polémiste souhaiterait qu'elles soient. Les polémiques sont le fruit d'esprits non scientifiques souvent narcissiques, parfois pervers, qui adoptent des raisonnements *scientistes* et non pas *scientifiques*, recourant à l'esbroufe et exploitant les biais cognitifs de leur public cible.

Pourquoi une controverse ? Parce que, jusqu'en 1994, aucune étude n'avait pu prouver qu'un traitement qui diminue le cholestérol diminue aussi le risque de décéder, voire qu'un tel traitement réduit le risque d'infarctus mais augmente le risque de décéder.

En 1994, une première étude, faite avec une statine, démontre pour la première fois qu'un traitement qui diminue le cholestérol permet de réduire de 30 % en cinq ans le risque de décéder de personnes ayant déjà eu un infarctus du myocarde. En parallèle, plusieurs études faites avec d'autres traitements que les statines n'obtiennent toujours pas de résultats globalement favorables, alors que l'ensemble des études conduites avec des statines démontre que ces molécules peuvent réduire le risque d'avoir un infarctus du myocarde, d'avoir un AVC, de décéder d'une cause cardio-vasculaire ou de décéder tout court. Et cela, que les personnes traitées aient déjà fait un infarctus du myocarde ou pas, qu'elles soient âgées ou jeunes, qu'elles soient des hommes ou des femmes, que leur taux de cholestérol soit très élevé ou pas…

Pendant deux décennies, de 1994 à 2015, seules les statines ont démontré qu'elles apportaient un bénéfice au point de devenir – et pour cause – des traitements très largement prescrits, au point que certains ont fini par croire que ces médicaments avaient des vertus propres faisant que leur bénéfice n'était pas lié à la diminution du cholestérol mais à d'autres effets.

En 2015, une étude démontre qu'un autre traitement qu'une statine, l'ézétimibe, est bénéfique. Et en 2017 et 2018, deux autres études démontrent qu'un autre traitement qu'une statine et que l'ézétimibe sont bénéfiques.

Dès lors, des analyses conduites à partir de ces études démontrent sans aucun doute possible (c'est-à-dire avec un degré d'incertitude très faible) que :

- plus le LDL-cholestérol est diminué, quel que soit son taux de départ, plus le risque d'infarctus du myocarde est diminué ;
- plus le LDL-cholestérol est diminué longtemps, quel que soit son taux de départ, plus le risque d'infarctus du myocarde est diminué ;
- il n'y a pas de risque à diminuer le LDL-cholestérol ;
- ce qui différencie les traitements permettant de réduire le LDL-cholestérol, c'est à la fois leur puissance d'action (certains le diminuent d'à peine 10 % contre 60 % pour d'autres) et les effets indésirables auxquels ils exposent éventuellement. Lorsque ces derniers sont importants et que la baisse du LDL est modique, cela peut annuler le bénéfice global du traitement ; inversement, lorsque les effets indésirables sont faibles et bénins alors que le traitement diminue fortement le LDL, il peut apporter un réel bénéfice.

On l'aura compris, la médecine évolue en permanence.

Sur l'auteur de ce livre

Philippe Gosse a un défaut : il est expert en hypertension et non dans le domaine des lipides.

Mais Philippe a plusieurs qualités.

C'est un scientifique et non un polémiste. Il analyse des données et des hypothèses, et évalue la valeur de ces hypothèses dans des études dont la méthode répond aux qualités requises pour apporter un niveau de preuve acceptable concernant le résultat obtenu. Il sait donc évaluer une méthode et un raisonnement scientifique.

C'est un médecin, c'est-à-dire qu'il est altruiste et qu'il fait reposer son raisonnement sur les données acquises de la science qu'il a appris à analyser et qu'il utilise avec discernement, modestie et mesure, comme vous pourrez le constater en lisant ce livre. Altruiste, il a le souci de partager et de faire connaître les éléments utiles, ce qu'il a appris et compris, afin de contribuer à l'amélioration de la santé de tous.

Philippe Gosse a une qualité : il est expert en hypertension et non dans le domaine des lipides. Et si je dis que c'est une qualité, c'est parce que ce défaut devient une qualité quand il est mis au service de l'autre. Je suis aussi médecin, et le professeur dont je suivais les cours pour avoir l'Internat des Hôpitaux était un chirurgien cardiaque, mais il nous enseignait la chirurgie digestive et la chirurgie orthopédique en nous expliquant ceci : « Si vous apprenez la chirurgie orthopédique avec un orthopédiste, vous allez apprendre trop de choses et pas l'essentiel, car il est trop expert et trop spécialiste pour ne savoir aller qu'à l'essentiel. Apprenez auprès de quelqu'un qui connaît la méthode mais qui, parce que ce n'est pas sa spécialité, ira directement à l'essentiel, tout en vous expliquant, le cas échéant, les limites sur lesquelles repose cet essentiel. »

On l'aura compris, la médecine n'est pas simple.

Sur ce livre

Guidé par la plume d'un médecin qui connaît les malades et les maladies, mais aussi la méthode scientifique, vous allez aborder l'essentiel des problèmes posés par ce que l'on appelle le cholestérol. C'est-à-dire par une substance dont il a été démontré que plus son taux dans le sang est bas, plus le risque d'infarctus du myocarde est faible. Mais posséder cette connaissance simple n'est pas suffisant pour comprendre comment faire – et, surtout, comment bien faire – pour réduire son risque d'infarctus du myocarde et pour tenter de diminuer ce risque de façon plus large à l'échelle d'une population.

Bravo, Philippe, et merci de nous guider sur ce chemin.

Docteur François Diévart

À propos de l'auteur de cette préface

Le docteur François Diévart est cardiologue. Il a été interne des Hôpitaux de Lille, puis chef de clinique des Hôpitaux de Paris, et il est diplômé (DIU) de cardiologie interventionnelle.

Il est membre titulaire de la Société française de cardiologie (SCF), coprésident du groupe « Cœur, vaisseaux et métabolisme » depuis janvier 2022, membre du conseil d'administration de la SFC depuis janvier 2020, membre du GACI (groupe « Athérome et cardiologie interventionnelle »), de la Société française d'hypertension artérielle et du Collège national des cardiologues français (il a intégré son conseil d'administration en octobre 2019 et préside son comité scientifique). Il est coprésident de l'Inforcard, association régionale de cardiologie du Nord, et vice-président de l'Aficardio, association de cardiologues parisiens.

Il est membre de la Société européenne de cardiologie (SEC) et du nucleus de son Council of Cardiology Practice, de l'EAPCI (European Association of Percutaneous Cardiovascular Interventions) et de la HFA (Heart Failure Association).

Il a présidé, de 2012 à 2018, le groupe « Pharmacologie clinique et thérapeutique » de la SFC.

Il est membre des comités de rédaction des revues *Réalités cardiologiques* (directeur de la rédaction), *Le Cardiologue*, *Le Quotidien du médecin* et TheHeart.org.

Il est l'auteur de plus de 800 articles de cardiologie pour la formation médicale continue (en français), de plus de 400 communications dans des congrès de langue française dans les pays francophones et de 19 articles indexés. Il a également écrit ou coordonné 50 livres de cardiologie, dont le *Recueil de bibliographie commentée*, de 1999 à 2007.

Ses centres d'intérêt sont la méthodologie, les essais thérapeutiques contrôlés, la prévention cardio-vasculaire (lipides, hypertension artérielle et diabète), la maladie coronaire et l'insuffisance cardiaque.

Il a reçu des honoraires pour des conférences ou des conseils, ou des défraiements pour des congrès, par les laboratoires Alliance BMS-Pfizer, Amgen, AstraZeneca, Bayer, Bouchara-Recordati, BMS, Boehringer Ingelheim, Menarini, MSD, Novartis, Novo Nordisk, Pfizer, Sanofi-Aventis France et Servier.

Introduction

Les maladies cardio-vasculaires tuent plus de 4 millions d'individus chaque année en Europe et sont responsables d'environ un tiers des décès dans le monde. Elles sont étroitement liées à quatre facteurs principaux : le tabac, l'hypertension artérielle (HTA), le diabète et l'hypercholestérolémie. Même si elle reste le parent pauvre de la médecine, la prévention est primordiale. Pour le cardiologue que je suis, faire de la prévention est une façon de sauver des vies assurément moins spectaculaire que déboucher des coronaires et poser des stents, mais éviter les maladies reste pourtant le meilleur objectif. C'est du moins mon avis. Malheureusement, dans la prévention, nous voyons surtout nos échecs, c'est-à-dire les patients qui ont fait un accident malgré tous nos efforts, et il faut souvent de longues études sur de nombreux patients pour avoir la preuve de l'efficacité de cette approche. Cette preuve n'est d'ailleurs pas toujours facile à apporter et les résultats des études sont parfois compliqués à interpréter, au risque de générer des controverses. La saga du cholestérol l'illustre bien, comme vous pourrez en prendre conscience dans ce livre.

Mon domaine de prédilection est l'hypertension artérielle et j'ai écrit sur le sujet mon premier ouvrage grand public – et le premier de cette collection. Mais la prévention des complications cardio-vasculaires ne peut pas se limiter à un seul facteur de risque. L'excès de cholestérol est également très important et doit absolument être intégré dans toute stratégie de prévention. Comme l'hypertension artérielle, le cholestérol est un tueur silencieux. Il contribue lentement, progressivement, aux lésions artérielles qui, un jour, provoqueront un accident cardio-vasculaire avec le risque de décès ou, peut-être pire, de handicap majeur définitif. Comme pour l'hypertension artérielle, nous disposons de mesures préventives et de médicaments efficaces, mais il nous faut convaincre le patient de suivre ce traitement, le plus souvent de prendre quotidiennement des médicaments qui peuvent avoir des effets indésirables, alors qu'il ne se sent pas malade. La situation est sans doute encore plus compliquée pour le cholestérol que pour l'hypertension artérielle, car les médias ont souvent été le relais de controverses générées par des personnalités scientifiques ou non qui estiment que les médicaments du cholestérol sont inutiles, voire dangereux, qu'ils ne servent qu'à enrichir les industriels qui les fabriquent et que les médecins qui les prescrivent sont à la solde des groupes pharmaceutiques.

Je n'entretiens aucune relation financière avec l'industrie du cholestérol. Mon but est d'essayer de répondre honnêtement aux questions que vous pouvez vous poser sur le sujet. Car je suis convaincu que, pour adhérer pleinement à une stratégie de prévention, il faut en connaître les enjeux. Ce livre s'inscrit dans ce que nous appelons l'éducation thérapeutique, une approche qui postule que la connaissance de la maladie et de ses traitements permet au patient une meilleure adhésion au traitement, donc de meilleurs résultats. Les questions sont organisées en grandes thématiques, mais rien ne vous empêche de passer d'une question à l'autre en fonction de vos envies ou de vos besoins. J'ai essayé de simplifier au maximum les réponses afin de vous rendre le sujet accessible et de vous permettre ainsi d'échanger plus facilement avec votre médecin. Car ce livre ne saurait remplacer ses conseils et ses préconisations. N'hésitez pas à lui parler des difficultés que vous rencontrez et des réponses que vous avez trouvées dans cet ouvrage. Surtout, ne modifiez jamais votre traitement sans son avis.

Bonnes lectures donc. Au pluriel, car il ne faudra pas hésiter à fermer et à rouvrir ce livre en fonction de l'évolution de votre cholestérol, de vos traitements… et de votre curiosité.

VOYAGE EN GRAISSES

Les lipides, le cholestérol et le corps humain

Quel rôle jouent les graisses pour le corps humain ?

Dans le jargon médical et scientifique, on ne parle pas de graisses mais de lipides, du grec *lipos*, qui signifie « gras ».

Dans ce livre, je vais dire du mal des graisses, ou du moins de certaines et, pour être plus précis, de leur passage dans le sang et de leur dépôt sur la paroi des artères. Mais il faut d'abord rappeler que les lipides sont indispensables à la vie. La paroi de nos cellules est composée de protéines et de lipides (cholestérol et phospholipides), qui interviennent aussi dans la fabrication des hormones et de la vitamine D. Les lipides sont également une source d'énergie importante, nous permettant de soutenir des efforts physiques prolongés.

Quand on évoque les lipides, on parle souvent d'acides gras. De quoi s'agit-il ?

La structure de base des lipides est l'acide gras. On distingue les acides gras saturés et les acides gras insaturés.

La structure de ces derniers présente soit une double liaison carbone-carbone (acides gras mono-insaturés), soit plusieurs (acides gras polyinsaturés) ; dans ce cas, la lettre grecque oméga indique la place de cette double liaison.

Des molécules plus complexes proviennent d'une association d'acides gras avec d'autres constituants (comme le glycérol) qui donne les glycérides, en particulier les triglycérides (voir page 42), lesquels contiennent trois acides gras associés au glycérol.

Je m'arrête là avant d'avoir perdu tous mes lecteurs. La nature et la structure des lipides sont un sujet complexe, mais pas indispensable à connaître dans les détails et la plupart des médecins n'en savent pas beaucoup plus que ce que je viens d'écrire – nous avons vite oublié les cours de biochimie de nos premières années de médecine. Mais il me paraissait important de vous familiariser avec les acides gras saturés ou insaturés, les oméga-3, les oméga-6 et les triglycérides, notions qui reviendront dans plusieurs questions. Un voyage en Grèce est indiscutablement plus agréable…

ZOOM SUR LES OMÉGA-3 ET LES OMÉGA-6 ?

Vous en avez sans doute entendu parler, dans des articles sur la diététique ou par des publicités pour des compléments nutritionnels. Ce sont des acides gras polyinsaturés qui présentent des propriétés bénéfiques pour le corps. Parmi les oméga-3, l'organisme utilise essentiellement l'acide eicosapentaénoïque (EPA) et l'acide docosahexaénoïque (DHA), tous deux synthétisés par le corps à partir de l'acide alpha-linoléique présent dans les aliments. Le principal oméga-6 dont le corps ne peut pas se passer est l'acide arachidonique (AA), qu'il métabolise à partir de l'acide linoléique apporté par ce que nous mangeons. Le principal oméga-6 dont le corps ne peut pas se passer est l'acide arachidonique (AA), qu'il métabolise à partir de l'acide linoléique apporté par ce que nous mangeons.

Si notre alimentation nous apporte en général suffisamment d'oméga-6, elle est souvent carencée en oméga-3. Ces derniers peuvent être fabriqués par l'organisme à partir de l'acide alpha-linoléique ou directement apportés par l'alimentation, en particulier par l'huile de colza et les poissons gras. Les populations qui consomment en abondance ces poissons (entre autres les Esquimaux) bénéficient d'une certaine protection vis-à-vis des maladies cardio-vasculaires.

Les oméga-3 contribuent à diminuer les triglycérides, ont une action bénéfique sur la coagulation en limitant la formation de caillots et sont indispensables à la synthèse de plusieurs composants essentiels. Une étude récente montre qu'une supplémentation importante en EPA pourrait réduire la survenue de complications chez les patients ayant des triglycérides élevés (étude REDUCE-IT, 2018), mais ces résultats n'ont pas été retrouvés dans d'autres études (en particulier dans l'étude STRENGTH, parue en 2020). De plus, les oméga-3 ont peu d'effet sur le cholestérol. Si leur utilité sous forme de compléments alimentaires est souvent vantée, une consommation régulière d'huiles végétales riches en oméga-3 (page 123) et de poissons gras est sans doute suffisante.

Comment les lipides sont-ils gérés par le corps humain ?

Trois organes jouent un rôle essentiel dans la gestion des lipides :

- l'intestin, qui permet de les absorber mais aussi de les éliminer ;
- le foie, qui synthétise (produit) certains lipides essentiels, les emballe dans les lipoprotéines (voir page 39) pour faciliter leur transport dans l'organisme par le sang, régule leur

quantité et expédie les graisses en excès dans l'intestin, qui se charge de les éliminer dans les selles ;

• le tissu adipeux, où sont stockées, sous forme de triglycérides (voir page 42), les réserves énergétiques du corps (l'organisme vient y puiser une fois que ses réserves de glucides sont épuisées).

Qu'est-ce que le cholestérol ?

C'est une graisse, et une graisse indispensable, puisque le cholestérol intervient dans la fabrication de certaines hormones (en particulier celles de la reproduction) et dans la synthèse de la vitamine D (qui permet à l'organisme de fixer le calcium). C'est aussi un composant essentiel de la membrane des cellules. Il est donc normal – et même et indispensable – d'en avoir.

Si le cholestérol est indispensable, pourquoi est-il considéré comme dangereux ?

Un taux élevé de cholestérol peut favoriser la constitution de dépôts de graisses (athéromes) sur la paroi des artères, qui peuvent alors se rétrécir, voire se boucher : c'est l'athérosclérose (voir page 67). La circulation du sang se trouve ralentie, l'organe irrigué reçoit moins d'oxygène et son fonctionnement est altéré. Avoir « trop » de cholestérol dans le sang (voir page 45) est donc un facteur de risque cardio-vasculaire (voir page 67), au même titre que l'hypertension artérielle, le diabète ou le tabac. Comme pour les sucres (glucides) et les protides (protéines), la règle concernant les apports en lipides est simple : ni trop ni trop peu. Simple, mais pas toujours facile à mettre en œuvre : car le juste équilibre dépend de chaque individu, en fonction de ses gènes, de son mode de vie (alimentation et activité physique, en particulier) et parfois de son âge.

LE CHOLESTÉROL, C'EST COMME LE PLASTIQUE !

Avec cette comparaison osée, je risque de perdre les spécialistes du cholestérol qui avaient commencé à lire mon livre par curiosité !

Pourtant, les similitudes ne manquent pas ! Le plastique est issu du pétrole, un produit d'origine naturelle végétale essentiellement. Le cholestérol est lui aussi un produit d'origine naturelle animale essentiellement. Le plastique sert à fabriquer de nombreux objets utiles (je vous laisse en faire la liste) ! De la même manière, le cholestérol est impliqué dans la fabrication d'éléments indispensables : paroi des cellules, hormones, vitamines, sels biliaires.

Il y a cependant une différence de taille : l'humanité a pu vivre sans plastique (même s'il est devenu très difficile de s'en passer !), mais ne peut vivre sans cholestérol.

En soi, ni le cholestérol ni le plastique ne sont dangereux. Mais ils le deviennent quand ils s'accumulent dans des endroits où ils ne devraient pas se trouver : la paroi des artères pour le premier et la nature pour le second. Et dans les deux cas, faire disparaître ces dépôts n'est pas facile ! Quand les poissons meurent d'avoir avalé de fines particules de plastique, les dangers de ce matériau deviennent évidents. Le problème est le même que pour le cholestérol : consommation trop importante, recyclage ou élimination insuffisants. Cholestérol et plastique, même combat : consommons moins, recyclons mieux !

D'où vient le cholestérol qui est présent dans mon corps ?

Environ 70 % du cholestérol est fabriqué par l'organisme (en particulier le foie) et le reste est apporté par l'alimentation. Eh oui, votre foie est le principal pourvoyeur de cholestérol !

La synthèse du cholestérol par le foie est un processus complexe qui implique plus de vingt enzymes pour passer de la molécule d'acétylcoenzyme A (acétyl-CoA) au produit fini, le cholestérol, et qui consomme beaucoup d'énergie. L'une de ces enzymes est 3-hydroxy-3-méthylglutaryl-coenzyme A (HMG-CoA), qui nous intéresse pour le traitement du cholestérol en excès, puisqu'elle est la cible des statines, une classe de médicaments anti-cholestérol (voir page 146). La synthèse du cholestérol est autorégulée, c'est-à-dire qu'elle est bloquée quand la quantité est suffisante. Mais ce beau mécanisme ne fonctionne pas toujours parfaitement (sinon, je n'aurais pas eu besoin d'écrire ce livre !).

Environ un tiers du cholestérol vient de l'alimentation – presque exclusivement des produits d'origine animale. L'avantage de cette absorption est qu'elle consomme moins d'énergie que la synthèse. Ce cholestérol est transporté de l'intestin grêle vers le foie par les chylomicrons, des lipoprotéines qui se forment durant la digestion. Cette absorption ne dépasse pas 50 % du cholestérol apporté par l'alimentation et peut être limitée par certains composés (entre autres les stérols végétaux : voir page 143), mais aussi par certains médicaments (comme l'ézétimibe : voir page 153). Dans l'idéal, synthèse et absorption s'équilibrent : si les apports alimentaires augmentent, la synthèse diminue et inversement. Mais cet équilibre, là encore, ne fonctionne pas toujours bien.

Comment le cholestérol des aliments arrive-t-il dans le sang ?

Comme toutes les graisses, le cholestérol n'est pas soluble dans l'eau (vous l'avez sans doute observé si vous avez déjà versé de l'huile dans de l'eau), donc pas dans le sang non plus, dont le plasma est constitué à 90 % d'eau. Il circule dans l'organisme grâce aux lipoprotéines, des structures protéiques (apolipoprotéines) qui emprisonnent les graisses (le cholestérol, mais aussi les triglycérides : voir page 42) pour les transporter dans le sang.

Les lipoprotéines sont classées en fonction de leur densité, calculée à partir du ratio lipides-protéines : en gros, plus le pourcentage de lipides est élevé, plus la densité de la lipoprotéine est faible. Dans le cas du cholestérol, deux types nous intéressent plus spécifiquement :

- les lipoprotéines de basse densité, dites LDL *(Low Density Lipoprotein)* ;
- et les lipoprotéines de haute densité, dites HDL *(High Density Lipoprotein)*.

Car le danger ne réside pas tant dans le cholestérol lui-même que dans le véhicule (LDL ou HDL) qu'emprunte ce dernier pour circuler dans l'organisme (voir la question suivante).

On parle souvent de bon ou de mauvais cholestérol. De quoi s'agit-il ?

Le cholestérol lié aux LDL (LDLc) est souvent désigné comme « mauvais cholestérol », car c'est de fait le plus dangereux. Les LDL transportent le cholestérol du foie vers les cellules des tissus périphériques et peuvent, en cas d'excès, pénétrer dans la paroi des artères et former des dépôts : les fameuses plaques d'athérome à l'origine de l'athérosclérose (voir page 67). Les protéines HDL font l'inverse : elles récupèrent l'excédent de cholestérol dans l'organisme et le ramènent vers le foie, qui va alors éliminer ce surplus. C'est pour cela que le HDL-cholestérol (HDLc) est qualifié de « bon cholestérol » : son augmentation traduit la capacité du corps à éliminer le cholestérol en excès.

CHOLESTÉROL : UN PEU D'HISTOIRE

Le cholestérol a été mis en évidence pour la première fois dans des calculs biliaires, en 1769. Mais son dosage fiable dans le sang date des années 1910. Initialement, l'intérêt pour le cholestérol était surtout motivé par certaines maladies : cristaux de cholestérol dans la vésicule biliaire, dysfonctionnement de la thyroïde, certaines pathologies rénales. C'est en 1913 que deux chercheurs russes ont mis en évidence le rôle du cholestérol dans l'athérosclérose, au cours d'une expérience sur des lapins : après avoir été nourris avec des aliments riches en cholestérol, ces derniers (qui sont, comme vous le savez sans doute, exclusivement végétariens) ont développé des lésions artérielles ressemblant à l'athérosclérose humaine. Le lien entre taux de cholestérol élevé et maladie cardio-vasculaire est établi dès la fin des années 1930. Une décennie plus tard, les formes familiales de l'hypercholestérolémie (voir page 91) sont identifiées. En 1951, une étude sur des patients ayant présenté un accident coronarien a montré qu'un régime pauvre en graisses animales pouvait diminuer le risque de récidive et de mortalité. La recherche de traitements pour réduire le cholestérol débute tôt : en 1953, une première étude sur l'homme conclut aux effets bénéfiques des stérols végétaux (voir page 143), et les premiers médicaments voient le jour à la fin des années 1960. Mais si ces molécules permettent bien de baisser le taux de cholestérol, leur effet reste limité sur les maladies cardio-vasculaires. Le pas est franchi quelques années plus tard, en 1994, avec l'étude 4S qui montre un bénéfice significatif des statines (voir page 146) sur la mortalité des patients ayant une maladie coronaire (atteinte des artères du cœur).

Le corps sait gérer l'excès de cholestérol. Comment fait-il ?

Trop de cholestérol est dangereux pour les cellules, mais l'organisme sait se défendre contre l'excès de cholestérol en éliminant le surplus. Ainsi, le cholestérol récupéré dans les tissus par les lipoprotéines HDL est transformé par le foie en acides biliaires (utiles pour la digestion), puis transporté vers l'intestin par la bile avant d'être éliminé dans les selles. Une partie du cholestérol des acides biliaires est récupérée dans l'intestin (c'est du recyclage !), mais il est possible de bloquer cette réabsorption grâce à une résine, la cholestyramine (voir page 156).

Le foie a également la possibilité de récupérer les excès de LDL-cholestérol grâce aux récepteurs de ces lipoprotéines. Une anomalie génétique de production ou de structure de ce récepteur est la cause la plus fréquente d'hypercholestérolémie familiale (voir page 91).

Des triglycérides en excès présentent également un risque pour la santé. De quoi s'agit-il ?

Les triglycérides sont synthétisés par le foie, mais également apportés par l'alimentation. Stockés dans le tissu adipeux, ils constituent une réserve importante – et indispensable – d'énergie pour les efforts soutenus ou les périodes de jeûne. Leur taux peut devenir excessif si l'alimentation est trop riche en sucre (que le foie transforme en triglycérides), en cas de surcharge pondérale, de diabète de type 2 (diabète associé à une prise de poids et ne nécessitant pas d'insuline, du moins au début) ou de consommation régulière d'alcool. Le dosage des triglycérides doit toujours être fait à jeun pour être fiable. L'excès peut avoir des conséquences sur la santé (voir page 65). Alors que la diététique (moins de sucre, pas d'alcool), associée à l'activité physique, a une efficacité limitée sur la réduction du cholestérol, elle est essentielle et souvent suffisante pour diminuer le taux de triglycérides.

CHOLESTÉROL SOUS CONTRÔLE

Surveiller

Comment savoir si j'ai trop de cholestérol ?

Le dépistage de l'excès de cholestérol se fait par une analyse de sang, effectuée à jeun (voir question suivante).

Le bilan lipidique de base mesure le cholestérol total (CT), celui lié aux HDL (HDLc) et les triglycérides. Généralement, le LDL-cholestérol est seulement estimé à partir de la formule de Friedewald, qui calcule le taux de LDLc à partir du cholestérol total, du HDLc et des triglycérides (je vous fais grâce des détails). Mais les résultats ne sont pas fiables à 100 %, en particulier quand le taux de triglycérides est élevé (supérieur à 4 g/l). Dans ce cas, les laboratoires ne donnent pas le LDLc ou le mesurent séparément (mais tous ne le font pas).

Dans les prochaines années, le dosage sanguin du LDLc pourrait devenir la règle (voir aussi le dosage de l'apolipoprotéine B, page 54).

Faut-il obligatoirement être à jeun pour le dosage des lipides ?

C'est en tout cas ce qui est recommandé. Être à jeun est particulièrement important pour le dosage des triglycérides et l'estimation du LDL-cholestérol. Mais à l'exception des patients ayant un taux de triglycérides élevé, le fait de ne pas être à jeun modifie peu les résultats.

On calcule aussi parfois le cholestérol non HDL. De quoi s'agit-il ?

Plutôt que de calculer le LDL-cholestérol avec la formule de Friedewald ou de le mesurer, il est beaucoup plus facile de calculer le cholestérol non HDL, qui est la différence entre le cholestérol total et le HDLc. Le cholestérol non HDL est de plus en plus souvent mentionné sur les résultats des laboratoires. En fait, il est sans doute un peu mieux corrélé au risque cardio-vasculaire que le LDL-cholestérolc. Il est d'ailleurs maintenant intégré dans le score de risque le plus récent (SCORE2-OP ; voir page 83). En pratique, cependant, il reste encore peu utilisé, et ce pour deux excellentes raisons. La première est que la plupart des essais thérapeutiques des médicaments ont été réalisés en prenant pour cible le LDLc et les seuils d'intervention sont basés sur ce paramètre ; or le cholestérol non HDL est, en moyenne, de 30 mg plus élevé que le HDLc (mais ce n'est qu'une moyenne). La seconde est qu'il faudrait changer les habitudes des médecins et des patients, ce qui n'est pas si simple.

Quand prescrit-on un dosage des lipides dans le sang ?

En l'absence de facteur de risque cardio-vasculaire, il est habituellement recommandé :

- à partir de 50 ans chez l'homme et de 60 ans chez la femme (puis tous les cinq ans si le bilan est normal) ;
- chez les femmes avant la mise en route d'une contraception hormonale.

En dehors du critère d'âge, ce bilan est prescrit systématiquement chez les individus présentant un risque cardio-vasculaire élevé :

- personnes ayant un ou plusieurs facteurs de risque : tabac, hypertension artérielle, diabète, insuffisance rénale, surpoids, antécédents familiaux d'hypercholestérolémie ou d'accident cardio-vasculaire précoce (avant 55 ans chez le père ou un parent du premier degré, avant 65 ans chez la mère ou une parente du premier degré) ;
- personnes ayant des manifestations d'athérosclérose ;
- personnes atteintes d'une inflammation chronique (maladie de Crohn, rectocolite hémorragique, sclérose en plaques, polyarthrite rhumatoïde, spondylarthrite ankylosante).

Comment sont présentés les résultats du bilan lipidique ?

Le plus souvent, le résultat des analyses est présenté de la façon suivante :

	RÉSULTAT	VALEURS DE RÉFÉRENCE
Cholestérol total (CT)	1,62 g/l	(1,40 – 2,00)
Triglycérides (TG)	0,59 g/l	(< 1,50)
HDL-cholestérol	0,48 g/l	(> 0,40)
LDL-cholestérol calculé *Calcul selon Friedewald*	1,02 g/l	
Rapport CT/HDL	3,37	(< 4,50)

En général, ce résultat est suivi des objectifs de LDLc (voir page 50) en fonction du niveau de risque. Si les résultats d'analyse donnent le calcul du cholestérol non HDL, il faut ajouter 30 mg (0,03 g) à ce dernier pour le faire correspondre aux objectifs proposés pour le LDLc. Si vous êtes à très haut risque, l'objectif est de moins de 55 mg/l (0,05 g) pour le LDLc et de moins de 85 mg (0,085 g) pour le non HDLc.

Sur mes résultats d'analyse figurent des valeurs de référence. Que signifient-elles et comment dois-je les prendre en compte ?

Ces valeurs de référence n'ont qu'une valeur indicative : un taux de cholestérol considéré comme « normal » pourra être encore trop élevé pour une personne présentant un risque cardio-vasculaire important.

Comment sont définis les seuils à partir desquels un traitement doit être envisagé ?

En fait, ce n'est pas facile, car il n'y a pas vraiment de valeur « normale » du cholestérol, c'est-à-dire de seuil au-dessous duquel les risques seraient nuls. Le risque augmente progressivement avec le taux de LDL-cholestérol. Les seuils proposés pour la mise en place d'un traitement résultent d'études ayant montré qu'abaisser le LDLc au-dessous d'une certaine valeur permettait de réduire les risques de complications cardio-vasculaires – en tenant compte des possibles effets indésirables du traitement. Au fil du temps, les seuils se sont abaissés de façon importante avec la mise au point de médicaments de plus en plus efficaces. Les études récentes réalisées sur l'association d'une statine avec un anti-PCSK9 (voir page 158), qui permet d'atteindre des taux très bas de LDL-cholestérol (en dessous de 30 mg/l, soit 0,03 g/l), ont montré une diminution plus importante des complications cardio-vasculaires, proportionnelle à la baisse de LDLc observée. C'est la raison pour laquelle les objectifs de 2016 ont été revus à la baisse en 2019 (voir page 51), et il n'est pas impossible qu'ils soient de nouveau remis en question quand paraîtront les résultats de nouvelles études.

Est-ce que le taux de cholestérol peut varier selon la période de l'année ?

Je vous vois venir : vous vous demandez s'il est raisonnable de doser le cholestérol début janvier, après les fêtes. Et vous avez raison !

En effet, la saison peut influencer les résultats du dosage du cholestérol : les taux sont effectivement un peu plus élevés en hiver qu'en été. Dans la cohorte Constances[1], le taux de LDLc est près de 10 % plus élevé en hiver par rapport à l'été. Au Danemark, où des données similaires ont été publiées, la différence peut atteindre 20 %. Mais s'il y a effectivement des variations saisonnières, une question reste en suspens : quelle valeur est la plus représentative de votre risque, la plus haute ou la plus basse ? Le fait que les résultats varient beaucoup d'un examen à l'autre (en l'absence de traitement) serait le témoin d'un risque plus élevé, ce qui permet de penser que ce sont les valeurs les plus hautes qui sont les plus représentatives du risque.

Sur les résultats d'analyse figurent aussi des objectifs pour le LDL-cholestérol. De quoi s'agit-il ?

Ces objectifs dépendent du niveau de risque cardio-vasculaire, et ils évoluent régulièrement en fonction des études. Les plus

1. Cohorte épidémiologique constituée à partir d'un échantillon représentatif de 200 000 volontaires adultes âgés de 18 à 69 ans qui consultent dans les centres d'examens de santé (CES) de la Sécurité sociale. Ils passent un examen de santé tous les cinq ans et répondent à un questionnaire tous les ans. L'objectif de cette cohorte est de mieux comprendre la genèse des maladies, leur évolution dans le temps et les facteurs qui les déterminent (www.constances.fr).

récents ont été élaborés à partir des recommandations de 2019 formulées par la Société européenne de cardiologie (ESC). En France, en l'absence de recommandations spécifiques (voir page 53), de nombreux laboratoires continuent d'indiquer celles de 2016 (ESC 2016), qui sont moins contraignantes.

LDL-CHOLESTÉROL : OBJECTIFS 2016 VERSUS 2019

Les changements proposés en 2019 sont motivés par ce constat : des baisses plus importantes du cholestérol, en particulier grâce à l'association d'une statine (voir page 53) et d'un médicament anti-PCSK9 (voir page 158), permettraient de diminuer encore plus la survenue de complications cardio-vasculaires. Dans l'idéal, il faudrait donc viser un taux de LDL-cholestérol très bas (voir page 169).

NIVEAU DE RISQUE	OBJECTIFS 2016	OBJECTIFS 2019
Très haut	< 0,70 g/l	< 0,55 g/l
Haut	< 1 g /l	< 0,70 g/l
Modéré	< 1,3 g/l	< 1 g/l
Bas	< 1,9 g/l	< 1,16 g/l

Les principales recommandations sont résumées dans le tableau page suivante, qui vous permettra d'estimer votre niveau de risque cardio-vasculaire et l'objectif idéal à atteindre pour le LDL-cholestérol. Mais chaque cas est particulier : la réponse aux mesures diététiques comme aux traitements varie d'un individu à l'autre. Votre médecin traitant, qui vous connaît bien, sera le mieux placé pour examiner avec vous votre niveau de risque, établir l'objectif à atteindre et les moyens d'y arriver.

RISQUE	CRITÈRES	OBJECTIF LDLC	MOYENS
Très élevé	Lésions vasculaires (cœur, cerveau, carotides). Diabète avec atteinte d'organe ou trois autres facteurs de risque. Insuffisance rénale sévère (clairance supérieure à 30). Index SCORE supérieur à 10 % à dix ans. Hypercholestérolémie familiale avec un autre facteur de risque.	Baisse d'au moins 50 % et descendre si possible en dessous de 0,55 g/l.	Mesures hygiéno-diététiques. Nécessite en général une statine puissante associée à l'ézétimibe. Discussion des anti-PCSK9.
Élevé	LDLc supérieur à 1,90 g/l. Triglycérides supérieur à 3,1 g/l. Hypertension artérielle (HTA) sévère. Hypercholestérolémie familiale. Diabète depuis plus de dix ans ou associé à un autre facteur de risque. Insuffisance rénale modérée (clairance comprise entre 30 et 60). Index SCORE supérieur à 5 % à dix ans.	Baisse d'au moins 50 % et descendre si possible en dessous de 0,7 g/l.	Mesures hygiéno-diététiques. Nécessite en général une statine puissante associée à l'ézétimibe.
Modéré	Diabétiques jeunes (personne de moins de 35 ans sous insuline et de moins de 50 ans sans insuline). Index SCORE inférieur à 5 % à dix ans.	Inférieur à 1 g/l dans l'idéal.	Mesures hygiéno-diététiques. Une statine est souvent nécessaire.
Bas	Index SCORE inférieur à 1 % à dix ans.	Inférieur à 1,16 g/l dans l'idéal.	Mesures hygiéno-diététiques. Statines éventuelles (en fonction des antécédents familiaux).

Ce tableau vise surtout à vous sensibiliser à l'importance du niveau de risque dans la définition des objectifs et à vous fournir des éléments pour en parler avec votre médecin – la mauvaise observance des traitements et l'inertie thérapeutique sont les principaux freins à la prévention (voir page 179).

Pour en savoir plus sur l'index SCORE, voir page 82.

CLAIRANCE : DE QUOI S'AGIT-IL ?

La mesure de la fonction rénale repose sur le dosage de la créatinine dans le sang. La créatinine étant éliminée uniquement par filtration rénale, la mesure de sa clairance, ou débit de filtration glomérulaire (DFG), permet d'évaluer la vitesse d'épuration des reins. L'estimation de la clairance prend aussi en compte des facteurs comme le poids, la taille, l'âge et l'origine ethnique (non retenue en France). La valeur normale est de 100 ml/min ; une valeur inférieure à 60 ml/min indique une insuffisance rénale.

Existe-t-il des recommandations françaises sur le cholestérol ?

Non, pas actuellement. La Haute Autorité de Santé (HAS) avait élaboré des recommandations sur ce thème en 2017 et les a abrogées l'année suivante. Ces recommandations étaient basées sur des seuils nettement plus élevés que ceux des recommandations européennes. Pour ma part, je ne suis pas convaincu que des recommandations propres à la France soient vraiment utiles. La France est un pays européen, avec un niveau de risque cardio-vasculaire plutôt bas, mais rien ne justifie l'adoption de seuils de cholestérol spécifiques, d'autant plus qu'il n'y a aucun essai thérapeutique distinctif sur le cholestérol. Notre Sécurité sociale, toujours en déficit, nécessite indiscutablement la réalisation d'économies, mais je ne pense pas que les faire sur le dos de la prévention serait la meilleure idée.

Est-ce que le bilan lipidique classique est suffisant pour évaluer l'impact du cholestérol sur le risque cardio-vasculaire ?

Oui, dans la grande majorité des cas. Mais, parfois, votre médecin pourra compléter le bilan par un dosage de l'apolipoprotéine B et de la lipoprotéine (a).

Pourquoi doser l'apolipoprotéine B ?

Cette lipoprotéine est associée au transport du cholestérol dans les tissus, donc au risque de dépôt et d'athérome (voir page 67). Son dosage est plus fiable que celui du seul LDL-cholestérol quand les triglycérides sont élevés (supérieurs à 3,4 g/l), en particulier en cas de diabète ou d'obésité. Il peut aussi être utile quand le taux de LDL-cholestérol semble anormalement bas. En outre, il est intéressant dans les essais thérapeutiques : certains médicaments qui agissent sur le LDL-cholestérol ont une action limitée sur l'apolipoprotéine B, ce qui pourrait expliquer une moindre efficacité sur la diminution des complications cardio-vasculaires.

À quoi sert le dosage de la lipoprotéine (a) ?

Le rôle de cette lipoprotéine reste mal connu, mais un taux élevé est associé à un risque accru de complications cardio-vasculaires. Elle favoriserait les phénomènes de thrombose en empêchant la dissolution des caillots qui peuvent se former au contact des plaques d'athérome. Son dosage pourrait permettre de mieux apprécier le risque cardio-vasculaire, en particulier en cas d'antécédents familiaux prématurés et si le niveau de LDL est bas. Actuellement, cet examen n'est pas remboursé par la Sécurité sociale.

Pourquoi autant de dosages et de seuils différents ?

Vous trouvez que c'est trop compliqué ? Vous avez raison, on s'y perd parfois. Mais je vous rappelle que, en matière de risque cardio-vasculaire, l'objectif est de prédire l'avenir de votre santé et de l'influencer dans le bon sens, ce qui est quand même plus compliqué que de prévoir le temps – que l'on ne peut d'ailleurs pas modifier. La météo donne des prédictions assez fiables à une semaine. En matière de risque cardio-vasculaire, l'horizon est à dix ans et plus. La météo prédit le temps par région, mais il peut pleuvoir chez vous et pas chez votre ami qui habite à 10 km. En matière de risque, la prédiction se fait pour un groupe d'individus qui partagent un petit nombre de facteurs de risque clairement identifiés (âge, sexe, cholestérol, pression artérielle, tabagisme). Ce sont vraiment peu de paramètres pour distinguer votre risque de celui de votre voisin. Alors, comme pour la météo, les modèles de prédiction cherchent à intégrer toujours plus d'éléments pour augmenter leurs performances. Dans la grande majorité des cas, cholestérol total, LDLc et non HDLc sont étroitement corrélés. Et les dosages qui sont parfois proposés en complément du bilan lipidique n'ont d'intérêt – pour le moment du moins – qu'à la marge, pour certains cas de figure.

Est-ce que je peux mesurer moi-même mon taux de cholestérol ?

C'est effectivement possible. Deux systèmes sont actuellement disponibles : de simples bandelettes réactives et des appareils électroniques.

Dans les deux cas, il faut piquer le doigt avec une lancette pour prélever une goutte de sang. Vous devez veiller à désinfecter la peau au préalable et à utiliser chaque fois une lancette neuve (stérile). L'emploi d'une crème ou d'une pommade peut générer des erreurs de mesure ; la main doit donc être soigneusement lavée, puis passée à l'alcool. La goutte de sang prélevée est déposée sur la bandelette ou dans l'appareil.

Les bandelettes donnent une estimation du cholestérol grâce à une échelle colorimétrique. Les appareils donnent une mesure plus précise (en g/l). Dans tous les cas, la réponse est obtenue en quelques secondes. Les appareils sont en général plus fiables que les bandelettes, mais coûtent nettement plus cher (à partir de 150 euros en moyenne, contre une quinzaine d'euros pour un autotest colorimétrique). Il faut aussi rajouter le prix des lancettes et du réactif (environ 20 euros pour cinq dosages).

L'avantage de ces auto-mesures est leur simplicité : pas besoin d'ordonnance ni de se déplacer au laboratoire. Ils peuvent donc contribuer à une plus large évaluation du cholestérol, en particulier chez les sujets les plus jeunes. Leur inconvénient, c'est que la fiabilité n'est pas toujours au rendez-vous. De plus, tous ne proposent pas la mesure du LDL-cholestérol ni des triglycérides.

Ces tests présentent toutefois un autre intérêt pour les médecins : leur fiabilité ne cesse de s'améliorer et on peut envisager à terme qu'ils permettront de réaliser rapidement, en cabinet, un dépistage systématique et immédiat des principaux facteurs de risque cardio-vasculaire, avec la mesure de la pression artérielle, de la glycémie et du cholestérol...

L'auto-mesure du cholestérol est-elle réellement utile ?

Cela n'a pas encore été correctement évalué. Autant l'automesure de la glyclémie (taux de sucre dans le sang) avec un appareil fiable peut être essentielle, voire vitale, pour les diabétiques (en particulier pour éviter les hypoglycémies, qui peuvent être très dangereuses), autant la surveillance du cholestérol est moins indispensable. Améliorer son cholestérol par les mesures hygiéno-diététiques ou les médicaments prend du temps ; un contrôle trop fréquent n'a donc pas beaucoup d'utilité et peut même provoquer du découragement chez certains patients.

J'AI MESURÉ MON CHOLESTÉROL CHEZ MOI AVEC UN APPAREIL. KEVIN 36 ANS

Je vous livre ici le témoignage d'un patient de 36 ans qui a accepté de se prêter au jeu de l'auto-mesure avec un appareil électronique.

« Après un bilan sanguin mettant en évidence un taux de cholestérol supérieur aux valeurs recommandées, j'ai décidé de prendre la situation en main et de changer mes habitudes alimentaires. Afin de pouvoir adapter mes efforts sans me priver, j'ai cherché un moyen d'évaluer en continu l'effet de mes changements d'habitudes sur mon taux de cholestérol. J'ai donc décidé d'essayer l'appareil Mission® 3-en-1 du laboratoire Acon.

Le premier frein pourrait être le prix. À 150 € le kit de base, c'est un investissement significatif. Mais qui reste acceptable si l'appareil peut nous accompagner pendant des années. Il faut cependant y ajouter le prix (5 € l'unité) des dispositifs de test à usage unique (bandelette réactive, pipette de transfert et lancettes).

Une fois passées ces considérations financières, qu'en est-il de l'appareil lui-même ? La notice d'utilisation est bien compliquée pour un appareil finalement simple d'utilisation : il suffit d'insérer dans l'appareil la puce fournie avec les dispositifs de tests, de vérifier que le code qui s'affiche alors correspond bien à celui indiqué sur l'emballage, de prélever le sang sur la bandelette, d'insérer celle-ci dans l'appareil et d'attendre les résultats.

En pratique, il va falloir prélever du sang. J'aurais aimé pouvoir mesurer mon taux de cholestérol à l'aide d'un dispositif optique, mais manifestement, la science n'en est pas encore là. (Cette remarque fera sans doute sourire les personnes diabétiques, habituées à ce genre de manipulation !) Des "lancettes" à usage unique sont fournies avec le kit. Elles se présentent sous la forme d'un boîtier rectangulaire en plastique. Après avoir retiré le capuchon de sécurité, il faut presser l'ouverture contre son doigt jusqu'à ce que le mécanisme se déclenche. Attendez-vous à sursauter si vous êtes très tendu (comme je l'étais moi-même), mais en vérité, c'est totalement indolore. Le sang devrait commencer à perler au bout du doigt… Et les "difficultés" commencent.

Le mode d'emploi indique d'essuyer la première goutte, de masser le doigt pour en faire couler une deuxième, qu'on prélève avec une pipette (fournie dans le kit), puis de renouveler l'opération jusqu'à ce que la pipette soit remplie (un trait indique le niveau à atteindre). N'étant pas habitué à la vue du sang et étant à jeun, j'ai commencé à me sentir mal après avoir essuyé la première goutte. N'écoutant que mon courage, j'ai quand même massé vigoureusement mon doigt pour faire couler une deuxième goutte de sang, qui n'a rempli qu'à moitié la pipette ! La troisième goutte ne s'est jamais montrée, car ma blessure s'est refermée entre-temps. À ce moment-là, pris de nausées causées par la vue de cette énorme quantité de sang, je n'ai pas eu le courage de me piquer une seconde fois.

Je n'ai cependant pas arrêté l'expérience à ce cuisant échec. Quelques jours plus tard, j'ai réussi à prélever la quantité requise en ignorant une partie des instructions : je prélève ainsi la première goutte, car ma blessure se referme trop vite.

La suite est simple : on verse le contenu de la pipette sur la bandelette réactive (un emplacement est prévu à cet effet), qu'on glisse dans l'appareil. Et la mesure s'affiche au bout de quelques secondes.

Était-ce la fin du monde ? Non, bien sûr. Mais l'auto-mesure du cholestérol est nettement moins vitale que celle de la glycémie pour un diabétique. Je suis rapidement passé d'une mesure par semaine à une par mois, et je ne doute pas que cet appareil finira oublié dans un placard ! »

Pourquoi la surveillance du cholestérol est-elle indispensable ?

Un excès de cholestérol dans le sang (voir page 48), en particulier de LDLc, est un important facteur de risque cardio-vasculaire (voir page 67), au même titre que l'hypertension artérielle, le diabète ou le tabac. Il provoque des dépôts graisseux sur la paroi des artères, ou athérosclérose (voir page 67). Malgré les risques pour la santé du cœur et des vaisseaux, l'excès de cholestérol reste trop souvent sous-diagnostiqué (voir question suivante). Comme l'excès de LDL-cholestérol ne se manifeste pas par des symptômes, seul un bilan lipidique permet de le déceler.

Quelles sont les données épidémiologiques sur le cholestérol en France ?

En 2006, une enquête de Santé publique montrait que 18,8 % des adultes de 18 à 74 ans avaient un taux de LDL-cholestérol supérieur à 1,6 g/l. Dix ans plus tard, selon l'étude Esteban (2014-2016[2]), ce taux est resté à peu près stable (19,3 %), mais l'étude souligne que la moitié des personnes concernées ont au moins un autre facteur de risque cardio-vasculaire (voir page 80) et que 6 % d'entre elles présentent un taux de LDLc supérieur à 1,9 g/l, valeur trop élevée même pour les patients

2. Étude nationale de santé publique ayant débuté en 2014 et qui est construite pour être répétée tous les sept ans, l'étude Esteban s'attache à mesurer l'exposition à certaines substances de l'environnement, l'importance de certaines maladies chroniques dans la population, à mieux connaître notre alimentation et notre activité physique. Conduite en France métropolitaine hors Corse, elle porte sur un échantillon de 4 000 adultes âgés de 18 à 74 ans et de 1 000 enfants âgés de 6 à 17 ans (www.santepubliquefrance.fr/etudes-et-enquetes/esteban).

à faible risque cardio-vasculaire. Par ailleurs, la moitié des patients ayant un LDLc supérieur à 1,6 g/l l'ont découvert grâce au bilan lipidique réalisé dans le cadre de l'étude. Ce pourcentage atteignait plus de 90 % chez les 18-34 ans.

Si la proportion des adultes ayant un cholestérol trop élevé est restée stable entre 2006 et 2016, deux phénomènes inquiétants doivent être relevés :

- la proportion de personnes ayant déjà eu un dosage de cholestérol a diminué de 9 % chez les hommes et de 15 % chez les femmes ;
- la proportion de patients traités a diminué de 30 %. Cette diminution pourrait être liée au moins en partie à la controverse sur les statines, largement diffusée par les médias.

L'étude Esteban a aussi porté sur un autre facteur de risque cardio-vasculaire : l'hypertension artérielle. Le constat est identique : la moitié des hypertendus ignorent qu'ils le sont. La France a un excellent système de santé, mais la prévention est insuffisante. Surtout, elle semble ignorer les sujets les plus jeunes (voir page 110).

EST-CE QUE C'EST GRAVE, DOCTEUR ?

Le cholestérol et la santé

J'ai trop de triglycérides. Est-ce que c'est dangereux ?

La réponse à cette question a évolué au fil du temps. Il n'y a pas si longtemps, je vous aurais répondu non sans hésiter, d'autant plus que les essais de médicaments faisant baisser les triglycérides, en particulier les fibrates (voir page 154), n'ont pas montré de résultats très probants. Aujourd'hui, la réponse doit être plus nuancée.

Les triglycérides sont des lipides simples qui sont d'une certaine façon notre réserve énergétique. Il faut donc en avoir. Quand il y en a trop, c'est souvent dans le cadre d'autres maladies : diabète, syndrome métabolique (voir page 89), hypothyroïdie, obésité, excès d'alcool, insuffisance rénale. Deux types d'aliments font particulièrement monter le taux de triglycérides dans le sang : les sucres et l'alcool. L'hypertriglycéridémie se définit comme un taux supérieur à 1,5 g/l.

Lorsque le taux est très élevé (supérieur à 6 g/l), il expose à un risque de pancréatite, une maladie redoutable liée à une inflammation aiguë du pancréas. C'est la raison pour laquelle un traitement par fibrate est alors indiqué. Mais l'association avec une statine augmente les risques de complications musculaires ; quand elle est nécessaire, on ne prescrira pas le gemfibrozil (voir page 155).

Est-ce qu'un excès de triglycérides est un facteur de risque pour l'athérosclérose ?

Ce point est discuté depuis plusieurs années. Très clairement, les triglycérides sont moins dangereux que le cholestérol, mais des données récentes indiquent qu'un excès de triglycérides contribuerait à une augmentation du risque. Une fois de plus, le danger réside sans doute avant tout dans la façon dont ces lipoprotéines sont transportées dans le sang. Un taux de triglycérides élevé peut être le marqueur d'un excès de VLDL *(Very Low Density Lipoprotein)*, qui contiennent du cholestérol, sont de petite taille et peuvent pénétrer dans la paroi des artères pour provoquer l'athérosclérose. Le souci, c'est que le dosage des VLDL n'est pas encore possible en routine. Le calcul du cholestérol non HDL (voir page 46) est aussi un marqueur de ce risque.

L'étude américaine REDUCE IT a montré un bénéfice de fortes doses d'oméga-3 (qui font baisser les triglycérides) sur la survenue de complications cardio-vasculaires chez des patients à haut risque, mais ce bénéfice n'a pas été retrouvé dans d'autres études (voir encadré page 34). Il n'est donc pas question, pour le moment, de conseiller de fortes doses d'oméga-3 aux patients à haut risque cardio-vasculaire qui conservent un taux de triglycérides élevé malgré la prise de statines (d'autant plus que la forme qui a montré son efficacité dans REDUCE IT n'est pas disponible en France). En revanche, le taux de triglycérides peut être nettement amélioré grâce à la diététique (moins de sucre, peu ou pas d'alcool) et la pratique régulière d'une activité physique.

Quel est le lien entre le cholestérol et l'athérosclérose ?

Un taux de cholestérol élevé est impliqué dans l'athérosclérose, en favorisant des dépôts de graisse sur la paroi des artères. Ces dépôts forment des plaques molles, ou plaques d'athérome, qui peuvent obstruer partiellement l'artère et lui font perdre progressivement de sa souplesse.

Dès le XVIIIe siècle, les autopsies de patients morts de complications cardiaques ou vasculaires ont mis en évidence l'augmentation de la rigidité des artères (artériosclérose) et l'existence des plaques d'athérome. Le terme « athérosclérose » a été proposé au début du XIXe siècle pour désigner cette maladie complexe qui combine dépôts lipidiques et (secondairement) durcissement de l'artère.

L'importance de la pression artérielle dans le développement de l'athérosclérose explique aussi que les toutes petites artères, dans lesquelles la pression artérielle reste basse, ne sont pas encrassées par l'athérosclérose. C'est la raison pour laquelle l'hypercholestérolémie, à la différence du diabète, ne touche pas les petites artères qui irriguent l'œil ou les nerfs.

Comment le cholestérol augmente-t-il mon risque cardio-vasculaire ?

Les lipoprotéines de petite taille, en particulier les LDL, peuvent s'infiltrer dans la paroi des artères en traversant la fine couche cellulaire qui les tapisse (l'endothélium). Elles y restent emprisonnées et déclenchent une réaction inflammatoire.

L'accumulation du cholestérol et la réaction inflammatoire vont provoquer des dépôts sous l'endothélium : c'est l'athérosclérose.

Au début, les lésions sont petites et sans gravité, mais à mesure que la taille des dépôts augmente, le diamètre de l'artère se réduit – le vaisseau peut même se boucher.

Si les plaques se rompent, elles peuvent déclencher la formation d'un caillot qui va obstruer brutalement l'artère : c'est la thrombose (voir page 72). Cela crée l'asphyxie des zones irriguées par l'artère et, si l'on n'intervient pas rapidement, la mort de ce territoire. Il s'agit d'un infarctus.

INFARCTUS : IL NE TOUCHE PAS QUE LE CŒUR

Au sens premier du terme, l'infarctus désigne l'altération d'un tissu ou d'un organe par obstruction de l'artère qui l'irrigue. Quand il s'agit d'une artère coronaire, c'est le cœur qui est touché (infarctus du myocarde). Quand l'occlusion se produit dans une artère cérébrale, c'est l'accident vasculaire cérébral (AVC). Mais l'intestin peut aussi être touché : c'est l'infarctus intestinal ou mésentérique – les médecins, quant à eux, parlent d'« ischémie mésentérique aiguë ».

Quels sont les facteurs qui favorisent la pénétration du cholestérol dans la paroi des artères ?

L'une des fonctions principales de l'endothélium est de bloquer le passage des composants non solubles (protéines, lipoprotéines et autres) dans les tissus des parois. Il assure donc un rôle de barrière qui aide à prévenir le risque cardio-vasculaire. Mais certains facteurs peuvent gêner son bon fonctionnement :

- la quantité de LDL-cholestérol circulant dans le sang ;
- la durée de l'exposition à un excès de cholestérol ;
- l'hypertension artérielle ;
- les bifurcations artérielles peuvent aussi influencer les dépôts lipidiques en créant des zones de turbulences du flux sanguin qui abîment l'endothélium ;
- tous les facteurs qui fragilisent l'endothélium, en particulier le tabac (voir page 128) et le diabète.

Est-ce que toutes les artères peuvent être touchées par l'athérosclérose ?

Si l'athérosclérose peut se développer dans presque toutes les artères, elle est plus fréquente dans l'aorte (la mère de toutes les artères), les coronaires (artères du cœur), les carotides (qui irriguent le cerveau, ainsi que dans celles qui alimentent les reins, le tube digestif et les membres inférieurs.

Les dépôts de cholestérol dans les artères présentent quatre types de dangers : la sténose (rétrécissement), la thrombose artérielle (formation d'un caillot qui bouche l'artère), l'embolie (envoi dans la circulation de caillots ou de fragments de plaques de cholestérol qui peuvent boucher les petites artères situées en aval) et l'anévrisme (dilatation localisée de l'artère).

LES ANIMAUX CARNIVORES N'ONT PAS D'ATHÉROSCLÉROSE !

Pourtant, ils se nourrissent de viandes riches en cholestérol et en acides gras saturés. J'ai donc essayé de comprendre ce paradoxe ! J'ai d'abord pensé au lion, le roi des animaux, et la première explication qui m'est venue à l'esprit, c'est qu'il devait faire beaucoup d'efforts pour obtenir son repas, donc que les bienfaits de l'exercice pouvaient le protéger, mais il semble que ce soit plutôt madame qui fait les courses – au sens propre du terme ! (Il n'y a guère qu'au moment des soldes que faire les courses atteint, chez l'être humain, le niveau d'activité de la lionne en quête de nourriture !) Pour en revenir aux lions, il semble que ni les mâles ni les femelles ne présentent de problème de surpoids, et leur pression artérielle est sans doute normale. Alors je me suis tourné vers le chien et le chat, ces carnivores qui partagent désormais souvent notre mode de vie humain, avec peu d'exercice et une nourriture trop abondante. Pourtant, si nos compagnons à quatre pattes sont parfois atteints d'obésité, de diabète, d'hyperlipidémie et de foie gras (voir page 90), ils ne souffrent pas d'athérosclérose. J'ai donc continué à creuser. Et j'ai trouvé des études sur le taux de cholestérol des lions et des chiens. Les lions en liberté ont un taux de cholestérol total bas (en moyenne 1,3 g/l, sans différence entre les mâles et les femelles), contre 1,8 g/l pour ceux qui vivent dans les zoos, ce qui reste bas mais se rapproche du cholestérol de beaucoup d'humains. Pour les chiens, le cholestérol total atteint 2,3 g/l environ (avec d'importantes variations selon la race), soit un chiffre proche de celui des humains. Ce n'est donc pas le niveau de cholestérol total qui influence les lésions d'athérosclérose. En revanche, il y a une différence nette entre ces carnivores et les humains en ce qui concerne les lipoprotéines : chez le lion, le chien ou le chat, on observe des quantités importantes de HDL et un faible taux de LDL (dans un rapport de trois pour un en moyenne), alors que c'est plutôt l'inverse chez l'homme. Ce qui pourrait expliquer l'absence d'athérosclérose chez ces animaux, même s'il y a sans doute d'autres raisons. Mais cela confirme l'hypothèse que seul le cholestérol transporté par les petites lipoprotéines (LDLc) peut s'accumuler dans les artères.

Comment se produit un rétrécissement de l'artère (sténose) et quelles sont ses conséquences ?

La sténose d'une artère est généralement un processus progressif qui s'étale dans le temps. Les dépôts de cholestérol s'accumulent petit à petit (et silencieusement) dans la paroi de l'artère, s'accompagnant plus tardivement de calcifications qui durcissent les tissus. Cette phase n'entraîne aucun symptôme. Quand le rétrécissement devient important (quand la surface fonctionnelle de l'artère, ou lumière, est réduite de 70-80 %), l'organe irrigué commence à souffrir et des symptômes apparaissent, en général durant l'effort, qui augmente les besoins en oxygène.

Pour le cœur, on parle d'angine de poitrine (angor) : une douleur d'oppression se produit dans la poitrine et peut s'étendre jusqu'au bras ou à la gorge. Elle apparaît à l'effort, imposant souvent l'arrêt de celui-ci, et disparaît au repos. Parfois, c'est l'exposition au froid qui la déclenche. Cette douleur est très rapidement calmée par la trinitrine (à appliquer sous la langue avec un spray). La disparition de la douleur en moins d'une minute permet d'affirmer qu'il s'agit bien d'une angine de poitrine.

La sténose d'une artère des membres inférieurs peut provoquer ce que l'on appelle une claudication intermittente ischémique : une douleur intense au niveau d'un mollet apparaît à la marche, oblige à l'arrêt et réapparaît lors de la reprise du mouvement. La détermination du périmètre de marche (la distance que l'on peut parcourir avant l'apparition de la douleur) permet de suivre l'évolution de la maladie.

L'angor mésentérique se traduit par une douleur au niveau de l'abdomen qui apparaît lors de la digestion et qui peut à terme limiter l'alimentation, conduisant à une dénutrition.

Quel que soit l'organe concerné, ces symptômes doivent vous inciter à consulter votre médecin pour réaliser les examens qui permettront de visualiser la sténose et d'orienter le traitement (médicaments, voire pose d'un stent dans l'artère).

Comment se produit la thrombose artérielle ? Est-ce que ses conséquences peuvent être graves ?

La thrombose de l'artère est liée à la fissuration d'une plaque d'athérome instable. Il s'agit le plus souvent de petites plaques molles et fragiles que les examens ne permettent pas toujours de détecter. La fissuration de la plaque et de la paroi interne de l'artère déclenche une réaction qui vise à colmater la brèche par agrégation des plaquettes sanguines et formation d'un caillot. Mais ce caillot, s'il est trop important, risque de boucher l'artère, empêchant l'afflux de sang à l'organe irrigué.

Les complications de la thrombose artérielle varient selon la localisation de l'artère touchée : infarctus du myocarde coronaire), accident vasculaire cérébral (artères cérébrales), ischémie rénale (artère rénale), ischémie mésentérique aiguë (artères digestives), ischémie artérielle aiguë des membres inférieurs pouvant conduire à l'amputation.

La thrombose artérielle est donc une urgence absolue, qui nécessite de déboucher l'artère au plus vite.

Quelle est la différence entre la thrombose et l'embolie ?

La thrombose se caractérise par l'obstruction d'un vaisseau (veine ou artère) consécutive à la formation locale d'un caillot (thrombus). Mais ce dernier peut se détacher de la paroi du vaisseau et migrer dans des vaisseaux plus petits, qu'ils peuvent également boucher : c'est l'embolie. Celle-ci peut aussi être provoquée par le détachement de petits morceaux de la plaque d'athérome. Dans les deux cas, le risque d'infarctus est grand. Mais le diagnostic n'est pas toujours facile à établir, car la plaque responsable peut être située très en amont de l'artère touchée.

Il existe aussi une maladie des emboles de cholestérol. En quoi consiste-t-elle ?

Il s'agit d'une forme particulière d'embolie artérielle, qui correspond à la rupture d'une plaque importante de cholestérol située sur une grosse artère (le plus souvent l'aorte), avec libération dans la circulation de nombreux fragments qui vont boucher de nombreuses petites artères en aval. Elle est souvent déclenchée par un cathétérisme (examen visant à introduire une sonde dans les cavités cardiaques et les artères pour les visualiser et parfois les traiter) et fait partie des complications possibles de ce geste, surtout quand l'aorte est le siège de nombreuses lésions d'athérosclérose. Tous les organes situés en aval de la plaque rompue peuvent être touchés. Les conséquences sont parfois redoutables, allant jusqu'au décès du patient. Il n'y a pas de solution pour déboucher toutes ces petites artères. À la différence des emboles liés à des petits caillots, les anticoagulants sont sans effet et il n'y a donc pas de traitement efficace. Heureusement cette maladie est rare. Son risque doit être systématiquement évalué lorsqu'un cathétérisme est envisagé dans une aorte présentant de nombreuses plaques d'athérosclérose ou un anévrisme.

En quoi consiste un anévrisme et quel risque présente-t-il ?

L'anévrisme correspond à la dilatation d'une portion d'une artère. Cette dilatation forme une sorte de sac dans lequel le sang stagne, ce qui peut générer la formation de caillots sanguins (risque d'embolie). Par ailleurs, une déchirure de la paroi du sac (rupture d'anévrisme) peut provoquer une hémorragie interne importante exigeant une intervention urgente (risque vital majeur).

Lorsque l'on découvre un anévrisme sur une artère (par exemple, par échocardiographie), sa taille va déterminer la conduite à tenir : simple surveillance si l'anévrisme est de petite taille et non menaçant, ou acte chirurgical. Les localisations les plus fréquentes sont l'aorte (portion thoracique ou abdominale), les artères cérébrales, les artères digestives et les artères rénales.

Comment l'athérosclérose est-elle impliquée dans la formation d'anévrismes ?

L'artère connaît en permanence des variations de son diamètre, qui augmente à l'éjection du sang par le cœur (systole) et diminue quand l'éjection est finie (diastole), et cela, plusieurs dizaines de fois par minute durant toute la vie. Tant que l'artère reste souple, cela se passe bien. Mais si elle devient rigide (ce qui se produit avec l'athérosclérose), ses fibres peuvent se casser et rendre ainsi sa paroi plus vulnérable. La pression du sang va alors pousser sur cette zone fragile et créer progressivement une sorte de sac (anévrisme). L'hypertension artérielle augmente également de façon importante ce risque. Précisons cependant que l'athérosclérose et l'hypertension ne sont pas les seules causes d'anévrisme.

Pourquoi la souplesse des fibres des artères est-elle aussi importante ?

L'élasticité de nos artères les rend plus résistantes aux nombreux étirements-relâchements provoqués par la pompe cardiaque. Quand le ventricule gauche envoie le sang dans les artères (systole), celles-ci sont dilatées par l'afflux brutal de sang qui étire les fibres élastiques. À la fin de l'éjection du sang par le ventricule, la valve à la sortie de ce dernier (valve aortique) se referme et le ventricule se remplit de sang en attendant la prochaine contraction. Cette phase de repos s'appelle la diastole et dure deux fois plus longtemps que la systole. Pendant cette phase de repos, les fibres étirées reprennent leur dimension normale, et maintiennent ainsi la pression dans les vaisseaux pour permettre l'écoulement régulier du sang.

Le cœur se contracte environ 60 fois par minute (beaucoup plus souvent pendant l'effort, pour alimenter tout notre corps, et en particulier les muscles, en sang riche en oxygène). Les fibres des artères s'étirent et se relâchent au même rythme, pendant toute notre vie. Dans ce mouvement incessant, certaines finissent par se casser, et de plus en plus à mesure que nous prenons de l'âge. C'est ce qui explique que nos artères soient moins souples. Cela va se traduire par une pression systolique plus haute (l'éjection du sang est moins bien amortie par les artères) et une pression diastolique plus basse (la réserve élastique est moins bonne). Ce phénomène de vieillissement est plus rapide en cas d'hypertension artérielle.

DEUX CHIFFRES POUR LA PRESSION ARTÉRIELLE

La pression artérielle est caractérisée par deux chiffres : par exemple, 14/9, ou 140/90 mmHg (en médecine, on préfère donner la mesure en millimètres de mercure, et c'est d'ailleurs ce que font aujourd'hui les appareils automatiques). Le premier chiffre (le plus élevé) correspond à la pression maximale (ou systolique, liée à l'éjection du sang au moment de la contraction du cœur) et le second à la pression minimale (ou diastolique, quand le cœur se relâche avant la contraction suivante). La pression diastolique est maintenue grâce à l'action des fibres élastiques.

Comment le cholestérol contribue-t-il à durcir nos artères ?

« Je plie et ne romps pas », dit le roseau au chêne, dans une fable de La Fontaine très célèbre (que j'adore au point de ne pas résister au plaisir de vous la faire relire). Pourtant, il arrive que le roseau devienne chêne. C'est ce qui arrive à nos artères quand le cholestérol se fixe sur les molécules d'élastine, qui sont à l'origine de l'élasticité de nos artères. Ces dépôts, constitués

LE CHÊNE ET LE ROSEAU
Jean de La Fontaine

Le Chêne un jour dit au Roseau :
« Vous avez bien sujet d'accuser la Nature ;
Un Roitelet pour vous est un pesant fardeau.
Le moindre vent, qui d'aventure
Fait rider la face de l'eau,
Vous oblige à baisser la tête :
Cependant que mon front, au Caucase pareil,
Non content d'arrêter les rayons du soleil,
Brave l'effort de la tempête.
Tout vous est Aquilon, tout me semble Zéphyr.
Encore si vous naissiez à l'abri du feuillage
Dont je couvre le voisinage,
Vous n'auriez pas tant à souffrir :
Je vous défendrais de l'orage ;
Mais vous naissez le plus souvent
Sur les humides bords des Royaumes du vent.
La nature envers vous me semble bien injuste.
– Votre compassion, lui répondit l'Arbuste,
Part d'un bon naturel ; mais quittez ce souci.
Les vents me sont moins qu'à vous redoutables.
Je plie, et ne romps pas. Vous avez jusqu'ici
Contre leurs coups épouvantables
Résisté sans courber le dos ;
Mais attendons la fin. » Comme il disait ces mots,
Du bout de l'horizon accourt avec furie
Le plus terrible des enfants
Que le Nord eût portés jusque-là dans ses flancs.
L'Arbre tient bon ; le Roseau plie.
Le vent redouble ses efforts,
Et fait si bien qu'il déracine
Celui de qui la tête au Ciel était voisine
Et dont les pieds touchaient à l'Empire des Morts.

de cholestérol mais aussi de calcium et d'autres substances véhiculées par le sang, rendent les fibres de plus en plus rigides. Dans un premier temps, la rigidité est limitée aux plaques d'athérome, ce qui les rend plus susceptibles de se rompre (risque de thrombose ; voir page 72). Puis les plaques deviennent de plus en plus nombreuses, en particulier au niveau de l'aorte. Cette artère est celle qui contient le plus de fibres élastiques et elle joue un rôle clé dans le maintien de la pression diastolique. Cela retentit sur toute la circulation et contribue à l'augmentation de la pression artérielle systolique et à la diminution de la pression diastolique : un cercle vicieux s'enclenche, aggravant l'hypertension artérielle et l'athérosclérose. Les dépôts de calcium sur la paroi des artères ont toutefois un avantage : ils permettent de voir les lésions d'athérosclérose sur une radio ou un scanner et d'en quantifier l'importance (voir encadré).

LE SCORE CALCIQUE

Il est possible d'estimer l'importance des lésions d'athérosclérose au niveau du cœur en quantifiant les calcifications de ses artères à l'aide d'un scanner sans injection d'iode (un examen très court et sans danger). Le score obtenu (exprimé en unités Agatston) est fortement corrélé au risque de survenue de complications cardio-vasculaires et paraît améliorer la performance des scores de risque traditionnels. Un score inférieur à 10 indique un risque très faible ; s'il dépasse 300, il signale un risque élevé. L'utilisation de ce score (non remboursé en France) reste cependant limitée. Il ne présente aucun intérêt pour des personnes ayant déjà présenté une complication cardio-vasculaire. De plus, un score faible n'exclut pas tout risque d'infarctus, car les plaques d'athérome non calcifiées ne peuvent pas être détectées. Ce test représente donc un surcoût dont l'intérêt en termes de prévention reste à évaluer.

Est-il possible de détecter des atteintes vasculaires ?

Tout à fait, et même en l'absence de complication cardio-vasculaire. On peut rechercher, par échographie ou par scanner, les plaques d'athérome, les calcifications artérielles ou les rétrécissements. Cette investigation n'est pas systématique, mais elle peut être utile chez des patients présentant un niveau de risque élevé malgré une absence de symptômes, pour les aider à prendre conscience des risques qu'ils encourent et de l'importance des mesures préventives.

L'ÉCHO-DOPPLER DES CAROTIDES

L'examen des artères carotides par échographie vise à détecter la présence de plaques d'athérome et à apprécier leur retentissement. Simple et sans danger, il permet d'objectiver facilement les lésions d'athérosclérose, dont la présence sur les artères carotides fait suspecter d'autres localisations probables.

En cas d'accident lié à l'athérosclérose, faut-il craindre une récidive ?

Oui, assurément. À partir du moment où l'athérosclérose a causé un accident, il existe un très haut risque de récidive sur le même organe ou sur un autre, car l'accident indique que les dépôts de cholestérol ont atteint la masse critique qui les rend dangereux. Bien sûr, il faut traiter immédiatement les conséquences de l'accident, mais la prévention d'autres atteintes est tout aussi importante. Elle implique le contrôle de tous les facteurs de risque et la mise en place d'un objectif de réduction drastique du cholestérol (voir page 50). Il faut en effet stabiliser le développement des plaques constituées et essayer de faire régresser les petites plaques molles, dangereuses du fait de leur instabilité et des risques de fissuration susceptibles de provoquer thromboses (voir page 72) et embolies (voir page 73).

Chez des patients ne présentant aucun symptôme mais ayant des facteurs de risques importants, la mise en évidence, par certains examens (écho-doppler, scanner des coronaires), de plaques d'athérosclérose doit aussi les faire entrer dans la catégorie du très haut risque cardio-vasculaire.

Comment est évalué le niveau de risque cardio-vasculaire ?

Il est évalué soit par sommation (addition) des différents facteurs de risque, soit par une modélisation statistique qui prend en compte la valeur de chaque facteur. Cette seconde catégorie comprend, entre autres, le score dit de Framingham (voir page 82) et sa variante européenne, l'index SCORE (voir page 82).

LES FACTEURS DE RISQUE CARDIO-VASCULAIRES

Il y a d'abord trois facteurs de risque non modifiables :

- l'âge ;
- le sexe (les femmes sont relativement protégées jusqu'à la ménopause mais ensuite, leur niveau de risque rattrape progressivement celui des hommes) ;

- l'hérédité.

S'y ajoutent :

- l'hypertension artérielle ;
- le tabac (voir page 128) ;
- le diabète ;
- un taux trop élevé de LDL-cholestérol (voir page 50) ;
- l'alcool (voir page 129) ;
- le surpoids ;
- la sédentarité.

Autant de facteurs que l'on peut modifier, grâce à un programme de prévention adapté à chaque patient.

En quoi consiste l'évaluation du risque cardio-vasculaire par sommation ?

Cette approche repose sur l'addition des facteurs de risque : cholestérol, hypertension artérielle, tabac et diabète sont identifiés comme les principaux facteurs de risque, auxquels il faut ajouter les antécédents familiaux d'accidents cardio-vasculaires quand ils sont survenus tôt chez nos parents, la surcharge pondérale, la sédentarité, le sexe (les femmes ont un risque plus faible que les hommes, au moins jusqu'à la ménopause) et l'âge. Chaque facteur est considéré comme binaire (il est soit présent, soit absent). Cette évaluation manque cependant de précision, car elle ne prend pas en compte le fait que les facteurs de risque se potentialisent (s'aggravent) mutuellement : l'association de plusieurs facteurs de faible intensité peut entraîner un risque très élevé de maladie cardio-vasculaire.

En quoi consiste l'index SCORE ?

C'est l'une des nombreuses formules de calcul qui permettent d'estimer le risque d'accident cardio-vasculaire ou de mortalité dans les dix ans. Ce risque n'est pas le même dans toutes les populations : il est plus faible pour les Européens que pour les Américains, à niveau de facteurs de risque équivalent. Les Américains utilisent le score de Framingham, du nom de la ville où il a vu le jour. En Europe, nous lui préférons l'index SCORE *(Systematic Coronary Risk Estimation)*.

FRAMINGHAM À L'AVANT-POSTE DE LA PRÉVISION DU RISQUE

En 1949, dans cette petite ville des États-Unis, débute une étude épidémiologique qui va être le fondement de l'épidémiologie moderne. Un échantillon de 5 209 hommes et femmes âgés de 30 à 62 ans (68 % des sujets contactés) acceptent de se plier à un suivi médical tous les deux ans. L'objectif est de rechercher les facteurs associés à la survenue de complications cardio-vasculaires. L'étude va vite permettre d'identifier les quatre principaux facteurs de risque que sont l'hypertension artérielle, le cholestérol, le tabac et le diabète, ainsi que leurs interactions. Des outils statistiques prenant en compte l'âge et le sexe (deux facteurs de risque non modifiables) permettent d'estimer le risque de développer une complication dans les dix prochaines années. Le but est d'intensifier les efforts de prévention chez les sujets les plus à risque. Framingham a servi de modèle à d'autres études épidémiologiques dans d'autres régions du monde. Les modalités ont pu être adaptées en fonction des populations, mais les quatre grands facteurs de risque ne varient pas. L'étude de Framingham se poursuit aujourd'hui avec la génération suivante.

Les variables majeures prises en compte dans l'index SCORE sont le sexe, l'âge, le statut tabagique (fumeur ou non-fumeur), la pression artérielle et le cholestérol total. La table SCORE établit quatre niveaux de risque (faible, modéré, élevé, très élevé) à partir d'une extrapolation des données de population des différents pays européens. Malheureusement, ce modèle ne s'applique pas aux individus de moins de 40 ans. Pourtant, la prévention primaire (en amont de la maladie) permettrait de limiter la survenue de maladies cardio-vasculaires prématurée.

Le SCORE ne tient pas compte du diabète, qui va majorer de façon importante le risque (probablement le doubler), et ne s'applique pas aux personnes de plus de 80 ans. Un nouveau score (SCORE2-OP) a été développé pour tenir compte des sujets âgés. Il est encore peu utilisé, mais son emploi devrait se développer dans les années qui viennent.

Comment puis-je connaître mon niveau de risque ?

Vous pouvez obtenir une estimation de votre risque cardio-vasculaire à dix ans en vous rendant sur le site de cardiorisk (www.cardiorisk.fr). Munissez-vous de votre dosage de cholestérol. Le test ne vous prendra que quelques minutes.

Est-ce qu'il existe un niveau idéal des différents paramètres en matière de risque cardio-vasculaire ?

Le risque d'un individu dépend du niveau de ses facteurs de risque et du temps d'exposition à ces facteurs. Plus l'exposition

UNE ESTIMATION DU RISQUE

Les deux tableaux page ci-contre (réalisés avec l'application cardiorisk.fr) illustrent comment le risque à dix ans peut évoluer en fonction de l'âge, du sexe et des facteurs modifiables que sont le tabac, l'hypertension artérielle et le cholestérol. Mais, comme avec la météo, le temps qui vous reste à vivre est incertain.

L'index SCORE concerne le risque de mortalité cardio-vasculaire à dix ans, tandis que le score de Framingham évalue la morbi-mortalité, c'est-à-dire les risques de complications cardio-vasculaires, lesquelles (heureusement !) ne sont pas toujours fatales. De ce fait, le niveau de risque calculé est fatalement plus important quand sont comptés les décès et les complications cardio-vasculaires non mortelles.

Pour adapter le score de Framingham à la population française (en France, le niveau de risque cardio-vasculaire est, à ce jour, moins élevé qu'aux États-Unis), le résultat fourni par ce second score a été divisé par deux. On peut noter que, à 30 ans, le risque estimé de mortalité cardio-vasculaire à dix ans (c'est-à-dire jusqu'à l'âge de 40 ans) est presque nul, même quand on cumule les facteurs de risque (voir page 80). Mais au-delà, l'accumulation des facteurs de risque jusqu'à 40 ans pèsera sur le risque futur.

Il existe désormais des modèles qui estiment le risque sur des intervalles beaucoup plus longs, mais ils ont des limites importantes. À 70 ans, le risque peut devenir très important, mais il est encore possible de le diminuer en agissant sur les facteurs de risque (voir page 176).

ESTIMATION DU RISQUE POUR LES FEMMES						
Âge	Tabac	HTA (160 mmHg)	CT (g/l)	HDLC (g/l)	SCORE (%)	Framingham (%)
30 ans	Non	Non	2	0,5	0	0,5
	Non	Non	3	0,3	0	1,5
	Non	Non	4	0,3	0	2
	Oui	**Oui**	**4**	**0,3**	**0**	**7**
50 ans	Non	Non	2	0,5	0,3	2,5
	Non	Non	3	0,3	0,4	5,6
	Non	Non	4	0,3	0,7	7,6
	Oui	**Oui**	**4**	**0,3**	**2,3**	**20**
70 ans	Non	Non	2	0,5	3,3	5,2
	Non	Non	3	0,3	4,7	11,5
	Non	Non	4	0,3	7,2	15,3
	Oui	**Oui**	**4**	**0,3**	**24**	**38,6**

ESTIMATION DU RISQUE POUR LES HOMMES						
Âge	Tabac	HTA (160 mmHg)	CT (g/l)	HDLC (g/l)	SCORE (%)	Framingham (%)
30 ans	Non	Non	2	0,5	0	0,9
	Non	Non	3	0,3	0,1	2,3
	Non	Non	4	0,3	0,1	3
	Oui	**Oui**	**4**	**0,3**	**0,4**	**8**
50 ans	Non	Non	2	0,5	0,9	4,2
	Non	Non	3	0,3	1,5	10
	Non	Non	4	0,3	2,5	13
	Oui	**Oui**	**4**	**0,3**	**8,5**	**29**
70 ans	Non	Non	2	0,5	5,4	10,5
	Non	Non	3	0,3	8,3	23
	Non	Non	4	0,3	13,3	28
	Oui	**Oui**	**4**	**0,3**	**42**	**46**

débute jeune et plus les facteurs de risques sont nombreux et élevés, plus l'athérosclérose progresse et expose à une complication cardio-vasculaire précoce. Tant que les plaques d'athérome restent peu nombreuses et de petite taille, le risque est faible. Mais dès qu'elles atteignent une taille critique, le risque d'événement augmente brutalement.

Le tableau suivant est inspiré des recommandations formulée par l'American Heart Association.

FACTEUR DE RISQUE	NIVEAU « IDÉAL »
Tabac	0
Pression artérielle	< 120/80 mmHg
Cholestérol total	< 2 g/l
Glycémie (taux de sucre dans le sang)	< 1 g/l
Indice de masse corporelle (poids/taille^2)	< 25 kg/m^2
Exercice physique	Au moins 30 minutes/jour

L'« idéal » en matière de risque cardio-vasculaire existe-t-il (encore) ?

En matière de risque d'athérosclérose, notre mode de vie actuel joue un rôle non négligeable. Si vous n'êtes pas convaincu, il faut que je vous parle des Tsimane, une tribu indigène de Bolivie qui a fait l'objet d'études récentes. Les Tsimane ne fument pas ou très peu, ont une activité physique quotidienne importante et une alimentation pauvre en graisses animales. Leur pression artérielle est en moyenne de 115/75 mmHg, donc plutôt basse (en fait, sans doute la pression idéale), leur indice de masse corporelle est de 24 kg/m^2, leur cholestérol total de 1,6 g/l, leur LDLc de 0,94 g/l. La mesure de leur score calcique (voir page 78) est beaucoup plus basse, à âge équivalent, que dans la population américaine, et l'âge de leurs artères plus jeune de 28 ans en moyenne par rapport aux Américains, pour le même âge à l'état civil. Le risque de complications cardio-vasculaire est donc très bas dans cette population. Cela fait rêver ? Avouez cependant que le mode de vie des Tsimane vous tente beaucoup moins ! Pas sûr que vous ayez envie de l'adopter, même si cela vous permettrait d'éviter l'athérosclérose, car les progrès de la vie moderne ont quand même de nombreux avantages. Précisons enfin que le mode de vie de cette tribu se rapproche de plus en plus du nôtre et que le niveau de cholestérol des Tsimane tend à augmenter.

Il n'y a évidemment pas que les facteurs de risque cardio-vasculaires qui peuvent menacer l'espérance de vie d'un individu. Jusqu'à présent, l'espérance de vie de l'espèce humaine a régulièrement augmenté grâce à de nombreux progrès dans tous les domaines : meilleure hygiène, alimentation suffisante, diminution des travaux pénibles, progrès médicaux (vaccins, antibiotiques, traitement de nombreuses maladies et des accidents, prothèse, greffes, etc.). Mais il n'est pas impossible que nous ayons atteint un plafond lié aux conséquences délétères d'un mode de vie trop éloigné des besoins de notre corps. Sans revenir à un mode de vie primitif, essayons de tendre vers un idéal de mode de vie plus sain.

J'ai beaucoup de « bon » cholestérol (HDLc). Est-ce que cela me protège contre les maladies cardio-vasculaires ?

Peut-être bien que oui, peut-être bien que non – il m'est difficile de trahir mes origines normandes ! Plus sérieusement, le niveau du HDLc traduit la possibilité de récupérer le cholestérol des tissus pour le ramener au foie et donc de limiter ses dépôts dans les artères. De nombreuses études montrent ainsi que le taux de HDL-cholestérol est inversement proportionnel au risque de complications cardio-vasculaires, d'où l'appellation « bon cholestérol » qu'on emploie souvent pour le désigner. Rappelons cependant que le cholestérol n'est pas mauvais en soi, et que le danger réside dans la nature de ses transporteurs dans le sang (voir page 39).

Mais les choses ne sont pas aussi simples. Des médicaments capables d'augmenter le HDL-cholestérol ont été développés dans l'espoir de réduire les dangers du cholestérol et testés dans des études thérapeutiques, mais le résultat a déçu : s'ils permettent effectivement d'augmenter le HDLc, ils ne diminuent pas le risque cardio-vasculaire, ce qu'a aussi confirmé une étude de randomisation mendélienne (voir encadré page 97). (Au passage, les opposants aux traitements du cholestérol mettent souvent en avant les bénéfices que ces traitements génèrent pour l'industrie pharmaceutique et accusent cette dernière de biaiser ou d'enjoliver les résultats. Mais l'industrie pharmaceutique peut aussi perdre beaucoup d'argent – développer un nouveau médicament et faire des études de morbi-mortalité coûte très cher – et doit publier les résultats même quand ils sont négatifs.)

Ces résultats pourraient s'expliquer par le fait que les HDL constituent une famille de transporteurs hétérogène : au lieu d'augmenter tous les HDL, il faudrait seulement augmenter les bons. Certaines techniques permettent désormais de mesurer le flux du cholestérol de la périphérie vers le foie, et c'est l'intensité de ce transport, plus que le niveau de HDL-cholestérol, qui pourrait avoir un effet protecteur. Mais ce n'est qu'une piste, et la technique n'est pas utilisable en routine pour le moment.

Il y a par ailleurs une bonne façon d'augmenter le HDLc et de diminuer son risque cardio-vasculaire sans effets indésirables : c'est l'activité physique régulière, qui diminue également le LDLc (voir page 133). C'est peut-être aussi grâce à sa relation avec l'activité physique que le niveau du HDL-cholestérol est lié à un moindre risque cardio-vasculaire.

Je suis un peu enveloppé, mon bilan lipidique n'est pas « dans les clous », ma glycémie non plus et j'ai un peu d'hypertension. Est-ce que je dois m'en inquiéter ?

Oui, assurément, car vous présentez tous les signes d'un syndrome métabolique. Ce n'est pas une maladie en soi, mais l'accumulation d'indices qui signalent un risque cardio-vasculaire important et sont la conséquence d'une mauvaise hygiène de vie. La bonne nouvelle, c'est que vous pouvez inverser la tendance en modifiant vos habitudes (voir pages 109-138). Le syndrome métabolique associe plusieurs anomalies :

- obésité abdominale, avec un tour de taille supérieur à 90 cm pour les hommes et 80 cm pour les femmes;
- taux de triglycérides supérieur à 1,5 g/l;
- HDL-cholestérol inférieur à 0,4 g/l pour un homme et à 0,5 g/l pour une femme;
- augmentation du LDL-cholestérol;
- glycémie à jeun supérieure à 1 g/l;
- hypertension artérielle.

Négligé, il peut conduire à diverses pathologies: complications cardio-vasculaires, bien sûr, mais aussi diabète, cirrhose, cancer du foie.

ATTENTION AU FOIE GRAS !

Le syndrome métabolique s'accompagne fréquemment d'une augmentation du volume du foie et d'une accumulation de gras sur cet organe. Ce foie « gras », appelé aussi NASH (*Non-Alcoolic Steatohepatitis*, ou stéatose hépatique non alcoolique) peut évoluer à terme vers une cirrhose (comme dans le cas d'une consommation excessive d'alcool) et l'apparition d'un cancer du foie. Le dosage de certaines enzymes dans le sang (transaminases, gamma GT), dont l'élévation traduit la souffrance du foie, permet d'évoquer une NASH. Une échographie sera nécessaire pour confirmer la maladie et surveiller son évolution.

Est-ce que les problèmes de cholestérol peuvent avoir une origine génétique ?

Oui, tout à fait. L'origine génétique intervient en effet dans l'hypercholestérolémie familiale (voir question suivante) mais explique aussi certaines formes d'hypocholestérolémie (voir page 95).

Qu'est-ce que l'hypercholestérolémie familiale ?

L'hypercholestérolémie familiale représente la situation extrême où le cholestérol peut tuer, et parfois très tôt. Cette maladie est liée à la transmission d'un gène dominant. Sous sa forme homozygote (le gène venant de chacun des deux parents est anormal), elle touche une personne sur 1 million, contre une personne sur 300 pour la forme hétérozygote.

La forme homozygote est à l'origine de complications liées à l'athérosclérose précoce qui peuvent survenir dès l'enfance ou l'adolescence, avec des taux de LDLc très élevés (plus de 6 g/l en moyenne). La moitié des hommes et 12 % des femmes souffrant de cette forme d'hypercholestérolémie familiale font un accident cardiaque avant 50 ans. On observe aussi des dépôts de cholestérol sous la peau, au niveau des tendons. Dans la majorité des cas, l'anomalie touche le gène du récepteur du LDLc, qui perd ses capacités à permettre la capture par le foie du LDLc en excès. Cette forme nécessite une prise en charge spécialisée, avec des traitements très lourds et parfois l'épuration régulière du sang (aphérèse).

Plus fréquente mais généralement moins grave, la forme hétérozygote est de diagnostic plus difficile et peut rester longtemps méconnue. Plus le diagnostic est précoce, plus il est possible d'éviter ou de retarder la survenue de complications cardio-vasculaires.

Dans les deux cas, la prise en charge doit être réalisée par des médecins spécialisés, car la stratégie thérapeutique et le moment de son début doivent être envisagés à partir d'un diagnostic très précis des anomalies génétiques et de leur retentissement sur le métabolisme du cholestérol.

L'hypercholestérolémie familiale permet de comprendre deux choses importantes qui sont pourtant niées parfois par les adversaires du traitement médicamenteux du cholestérol : la première est que l'excès de LDL cholestérol joue indiscutablement un rôle dans le développement de l'athérosclérose, avec un risque proportionnel au niveau de LDLc circulant ; la seconde est que la survenue des complications est liée non seulement au taux de LDLc, mais aussi à la durée d'exposition (les complications peuvent être très précoces quand l'exposition débute à la naissance).

Le mode de vie joue aussi un rôle sur ce type particulier d'hypercholestérolémie, et il sera particulièrement important de surveiller et de limiter tous les autres facteurs de risque.

SOURIS, MERCI !

Je me doute que certains lecteurs qui réprouvent l'expérimentation animale ne vont pas sourire, mais je n'entrerai pas dans ce débat. Si ce type d'expérimentation doit être rigoureusement encadré et évité quand il n'est pas indispensable, il faut souligner qu'il a permis des avancées importantes dans la recherche médicale. La souris, que nous n'hésitons pas à empoisonner quand elle colonise nos maisons, nous a rendu de précieux services, et les manipulations génétiques sont faciles sur cet animal qui se reproduit très vite. Il a pu être montré qu'inactiver la formation du récepteur du LDL-cholestérol, qui permet au foie de récupérer le surplus de cholestérol circulant (récepteur déficient dans l'hypercholestérolémie familiale chez l'homme), augmente le LDLc circulant, ce qui provoque des lésions d'athérosclérose chez les souris (alors qu'elles n'en ont jamais).

Comment savoir si j'ai une hypercholestérolémie familiale ?

Si l'hypercholestérolémie familiale est l'une des maladies génétiques les plus fréquentes, elle reste encore insuffisamment diagnostiquéen ce qui n'est pas sans conséquences, car si des solutions thérapeutiques existent, elles doivent être mises en place suffisamment tôt pour être pleinement efficaces. Souvent, le diagnostic est porté à l'occasion d'une première complication, comme un infarctus du myocarde. La sensibilisation des médecins et même des cardiologues à cette maladie reste insuffisante. Et chacun d'entre nous devrait être sensibilisé également, pour lui, pour sa famille et, plus largement, pour son entourage. C'est ce qui permettra d'améliorer le dépistage de cette maladie.

La survenue, dans la famille proche et associée à la présence d'une hypercholestérolémie, d'un accident vasculaire prématuré (avant 55 ans pour un homme, avant 60 ans pour une femme) non expliqué par le tabagisme ou un diabète doit permettre de l'évoquer. Un autre signe très évocateur est la présence de xanthélasmas – des dépôts de cholestérol sous la peau – au niveau des tendons (mains, tendon d'Achille) ou d'un arc cornéen

LE SCORE DIAGNOSTIQUE DLCN

Le DLCN *(Dutch Lipid Clinic Network)* permet d'estimer la probabilité que vous ou un de vos proches ait une hypercholestérolémie familiale. Si vous obtenez un score de 3 ou plus, parlez-en à votre médecin traitant, qui pourra éventuellement prescrire un test génétique.

CRITÈRE	VALEUR
Anomalies chez un parent du 1er degré (père, mère, enfants)	
Complication cardio-vasculaire prématurée (avant 55 ans pour un homme, avant 60 ans pour une femme)	1
Cholestérol élevé (LDLc supérieur à 1,9 g/l)	1
Xanthome tendineux ou arc cornéen	2
Chez le sujet suspecté d'hypercholestérolémie familiale	
Accident coronarien prématuré (avant 55 ans pour un homme, avant 60 ans pour une femme)	2
Autre atteinte vasculaire prématurée (avant 55 ans pour un homme, avant 60 ans pour une femme)	1
Xanthome tendineux	6
Arc cornéen apparu avant 45 ans	4
LDLc supérieur à 3,3 g/l	8
LDLc entre 2,5 et 3,3 g/l	5
LDLc entre 1,9 et 2,49 g/l	3
LDL entre 1,55 et 1,89 g/l	1

Le total des points indique la probabilité d'une hypercholestérolémie familiale :

- certaine s'il est supérieur à 8 ;
- probable s'il est compris entre 6 et 8 ;
- possible s'il est compris en 3 et 5.

(anneau blanchâtre constitué de substance lipidique autour de la cornée). Il faut en parler à son médecin traitant, qui va alors doser le LDL cholestérol avec des critères dépendant de l'âge du patient. Il pourra utiliser un score diagnostique (par exemple le DLCN ; voir encadré) qui permettra un diagnostic certain ou probable et pourra conduire à la proposition d'un test génétique. Lorsqu'un cas est dépisté dans une famille, tous les parents proches, y compris les enfants, doivent bénéficier d'un dépistage.

Existe-t-il des anomalies génétiques responsables d'un cholestérol bas ?

Oui, mais ces anomalies sont très rares. Il faut citer l'hypobêtalipoprotéinémie, caractérisée par une baisse permanente du taux d'apolipoprotéine B (ApoB) et de LDL-cholestérol. C'est une maladie très rare et peu étudiée.

Il existe aussi des mutations du gène codant pour la protéine PCSK9 (voir page 157), dont certaines ont pour conséquence une baisse du LDLc. Elles sont relativement fréquentes (1 à 2 %) dans la population noire américaine et ces sujets ont des taux de LDLc significativement plus bas (en moyenne 30 %) que celui des personnes qui ne sont pas porteuses de ces mutations. Ce bénéfice génétique se traduit par une réduction très nette du risque d'accidents cardiaques (de 50 % à 90 % en fonction de la mutation), réduction nettement plus marquée que celle qui peut être obtenue par l'intervention médicamenteuse, car le taux bas de LDLc débute dès la naissance. C'est en tout cas la preuve du lien entre LDLc et risque cardio-vasculaire.

Le cholestérol peut-il être responsable du rétrécissement aortique ?

C'est probable, du moins en partie (car il existe aussi d'autres causes, comme des anomalies congénitales ou un rhumatisme articulaire aigu).

Le rétrécissement aortique est l'atteinte valvulaire cardiaque la plus fréquente aujourd'hui. La valve aortique sépare le ventricule gauche de l'aorte et son rôle est d'empêcher, par sa fermeture, le retour du sang dans le ventricule lorsque sa contraction est terminée. Avec le vieillissement, cette valve peut subir un épaississement et une calcification qui perturbe son ouverture. Quand celle-ci devient insuffisante, le ventricule ne parvient plus à éjecter suffisamment de sang dans l'aorte, ce qui peut conduire à un essoufflement à l'effort puis au repos, voire à un œdème pulmonaire, qui nécessite une réponse urgente. Le rétrécissement aortique peut aussi provoquer, à l'effort, des douleurs dans la poitrine, comme celles provoquées par les rétrécissements des coronaires, voire une syncope (perte de connaissance brutale), car le cerveau n'est plus suffisamment irrigué. Le diagnostic du rétrécissement aortique est évoqué sur ces symptômes et la constatation d'un souffle au niveau du cœur. Il doit être confirmé par une échocardiographie (examen du cœur par ultrasons) qui permet aussi d'en mesurer la sévérité.

Le traitement consiste à poser une prothèse valvulaire pour remplacer la valve défectueuse ou à mettre en place, par cathétérisme, une valve intégrée dans une sorte de stent que l'on déploie à l'intérieur de la valve défectueuse en écrasant celle-ci. Cette procédure appelée TAVI *(Transcatheter Aortic*

Valve Implantation) a l'avantage d'être moins agressive que la chirurgie chez des sujets souvent très âgés.

Les lésions de la valve aortique ressemblent beaucoup à celles de l'athérosclérose et la participation du cholestérol, voire des triglycérides, est fortement suspectée, d'autant que les patients ayant une hypercholestérolémie familiale peuvent présenter ce rétrécissement plus fréquemment et à un âge moins avancé (quinze à vingt ans plus tôt) que la population générale. Le rôle possible du cholestérol a été conforté par une étude de randomisation mendélienne (voir encadré). Cependant, les essais de traitement par des statines chez les sujets ayant un rétrécissement aortique modéré n'ont pas montré d'effet significatif sur l'évolution de ce rétrécissement – peut-être parce que l'introduction des médicaments était trop tardive. Ces résultats décevants ont conduit à formuler l'hypothèse d'une implication de la lipoprotéine (a) (voir page 55), sur laquelle les statines n'ont aucune efficacité. Ils ouvrent aussi la voie à d'autres études, en particulier avec les anti-PCSK9 (voir page 157). L'objectif serait de pouvoir éviter cette maladie fréquente mais dangereuse pour les sujets âgés, même si nous disposons de procédures efficaces pour remplacer les valves aortiques rétrécies.

LES APPORTS DE LA RANDOMISATION MENDÉLIENNE

Depuis quelques années, l'épidémiologie s'est dotée d'un nouvel outil performant : la randomisation mendélienne (du nom de Johann Gregor Mendel, qui a posé les bases de la génétique). Elle se fonde sur ce principe : nous naissons avec des gènes parentaux dont la distribution est liée au hasard (*random* en anglais), et c'est ce qui nous rend uniques. Mais nous partageons avec beaucoup d'autres individus certains gènes. Ces gènes ont de nombreux variants, qui se traduisent par des différences dans notre métabolisme. Ces différences génétiquement déterminées mais liées au hasard ne sont pas imputables à notre environnement et débutent dès notre naissance. S'il est possible de montrer que telle ou telle variation d'un gène et les conséquences métaboliques qu'elle entraîne influencent la survenue de telle ou telle affection, cela prouve que l'effet est indépendant, au moins en partie, du mode de vie de la personne. En identifiant avec précision les variants s'accompagnant de modifications métaboliques significatives, la randomisation mendélienne permet donc d'observer, dans la population, le lien entre la prévalence de ces variants et la survenue de telle ou telle maladie, indépendamment des effets de l'environnement dans lequel vivent les individus.

Nous naissons avec un taux de LDLc plus ou moins élevé, en fonction des variants liés aux nombreux gènes codant pour les enzymes du métabolisme du cholestérol. L'analyse du lien entre les variants responsables de ce taux génétiquement déterminé et la survenue de complications cardio-vasculaires confirment le risque d'un LDLc élevé, même si le mode de vie influence aussi ce lien.

Les études de randomisation mendélienne ont aussi leurs limites, liées à la complexité des interactions entre gènes et le choix des variants utilisés, mais un grand nombre de celles qui ont été réalisées en utilisant les variants de plusieurs gènes différents signalent la responsabilité du LDLc. Ces études annoncent un futur proche où le risque inné de chaque individu pourrait être estimé à partir de l'étude de ses gènes. Est-ce vraiment souhaitable ? Quoi qu'il en soit, le mode de vie restera un facteur primordial.

Est-ce que le cholestérol peut favoriser les troubles cognitifs comme la démence et la maladie d'Alzheimer ?

C'est probable. Certaines études ont en effet retrouvé une augmentation du risque de troubles cognitifs corrélée à une augmentation du cholestérol. Il convient cependant d'être très prudent, car de nombreux facteurs très différents ont pu être associés à ce risque. Jusqu'à présent, la preuve absolue qu'une action sur un facteur présumé responsable permettrait de prévenir la démence n'a jamais été apportée, à l'exception du traitement de l'hypertension artérielle – qui est effectivement protecteur. Concernant le cholestérol, il y a cependant des éléments troublants en lien avec l'apoprotéine E, qui joue un rôle important dans le transport du cholestérol au niveau du système nerveux. Les recherches ont permis d'identifier un variant génétique qui protège de la maladie d'Alzheimer et un autre qui, à l'inverse, en augmente le risque. Une fois encore, ce n'est pas le cholestérol qui semble poser problème, mais la façon dont il est transporté. Mais il est encore trop tôt pour savoir si cette piste permettra de progresser dans la prévention contre la maladie d'Alzheimer.

Une étude britannique publiée en 2021, qui portait sur une cohorte de 1,8 million de personnes suivies pendant dix-huit ans, confirme un lien entre un niveau élevé de LDLc et le risque de démence. L'ampleur de cette étude pourrait justifier un essai thérapeutique pour vérifier si les traitements du cholestérol, en particulier les statines, pourraient diminuer ce risque. Mais c'est hélas peu probable, car une telle étude devrait durer plus de dix ans et inclure de nombreux patients.

Est-ce que le cholestérol peut favoriser le cancer ?

Certaines études épidémiologiques ont établi un lien possible entre l'excès de cholestérol et certains cancers du sein et de l'intestin. Mais l'interprétation n'est pas simple. En effet, en dehors des causes génétiques (voir page 91), un excès correspond à des habitudes alimentaires particulières : trop de viande, nourriture trop grasse, pas assez d'activité physique, consommation insuffisante de fruits et de légumes. Autant d'habitudes alimentaires qui sont également connues comme pouvant favoriser la survenue d'un cancer. Les études de morbi-mortalité avec des statines ne montrent d'ailleurs pas de bénéfice sur la survenue des cancers, ce qui contredit l'éventualité d'un rôle direct du cholestérol – même si cette conclusion peut être tempérée par la durée relativement courte de ces études.

En revanche, en cas de cancer, le métabolisme du cholestérol pourrait influencer le développement de la maladie. Comme toutes les cellules, les cellules cancéreuses ont besoin de cholestérol, de même qu'elles ont besoin de sucre et d'oxygène. Et elles ont la capacité de détourner à leur profit ces ressources, ce qui permet au cancer de se développer, voire de créer des métastases. On observe d'ailleurs une diminution du taux de cholestérol dans le sang en cas de cancer (ce qui complique au passage les études épidémiologiques cherchant à établir un lien entre cholestérol et cancer). Diminuer les ressources des cellules cancéreuses en cholestérol fait partie des stratégies étudiées pour lutter contre la maladie, et quelques études ont pu montrer des résultats positifs (mais limités) des statines dans certains cancers.

Est-ce que certaines maladies peuvent contribuer à augmenter le cholestérol ?

Oui, et il est important de les dépister, car le traitement doit alors porter en priorité sur la maladie plutôt que sur le cholestérol. J'en évoquerai deux ici : l'hypothyroïdie et le syndrome néphrotique.

L'hypothyroïdie se caractérise par une insuffisance fonctionnelle de la glande thyroïde. Cette maladie s'accompagne souvent de signes évocateurs : fatigue, frilosité, prise de poids, constipation. Pour la dépister, il faut doser dans le sang l'hormone TSH, dont le taux est augmenté quand la thyroïde ne fonctionne pas bien. Lorsque les signes cliniques sont présents, le LDLc est souvent très augmenté (environ 30 %). Mais il y a des formes plus discrètes, sans beaucoup de signes en dehors d'une élévation modérée du LDLc, et seul le dosage de la TSH permettra de les découvrir. Il faut ensuite déterminer la cause de l'hypothyroïdie et mettre en place un traitement par hormones thyroïdiennes pour faire baisser le LDLc. L'hypothyroïdie peut favoriser les complications musculaires liées aux statines (voir page 150) : en cas d'hypercholestérolémie, il est donc important de s'assurer que cette maladie n'est pas présente.

Quant au syndrome néphrotique, il s'agit d'une maladie rénale qui s'accompagne d'un passage important de protéines dans les urines, ce qui diminue leur quantité dans le sang et provoque des œdèmes (gonflements) souvent importants au niveau des jambes. On observe aussi des anomalies lipidiques, en particulier une augmentation du LDLc, de l'apolipoprotéine B (voir page 54) et de la lipoprotéine (a) (voir page 55), qui vont accroître le risque cardio-vasculaire et contribuer également à détériorer la fonction rénale. Le syndrome néphrotique peut avoir différentes causes – certaines curables, d'autres non –, avec un risque important d'évoluer vers une insuffisance rénale. Le traitement par statine est souvent proposé quand la cause n'est pas curable et peut, dans certains cas, avoir des effets bénéfiques sur l'évolution de la fonction rénale. Par ailleurs, une étude récente a mis en évidence une augmentation de l'activité de PCSK9 en cas de syndrome néphrotique, ce qui ouvre la voie à des essais avec cette classe de médicaments pour traiter la maladie.

Je suis diabétique. Comment savoir si j'ai de l'athérosclérose ?

Dans le diabète, les complications cardio-vasculaires liées à l'athérosclérose peuvent se développer sans les signes caractéristiques habituels. Dans certains cas, il peut exister des lésions significatives des artères du cœur sans manifestation évocatrice comme la douleur d'angine de poitrine (voir page 71) ; il est même possible qu'un infarctus survienne sans douleur typique et passe donc inaperçu. Cela s'appelle l'ischémie (manque d'oxygène) silencieuse. Plusieurs phénomènes doivent vous alerter.

- Si vous cumulez au moins deux facteurs de risque en plus du diabète (hypercholestérolémie, tabagisme, obésité, manque d'activité physique), vos risques sont très élevés, et un bilan cardiologique est indispensable. Il devra comporter un électrocardiogramme (ECG) et une recherche d'ischémie silencieuse avec épreuve d'effort ou une échocardiographie, voire une scintigraphie myocardique d'effort.

• Un simple ECG tous les ans peut montrer des modifications qui alerteront votre médecin.

• Des modifications dans votre état de santé avec fatigue inhabituelle et essoufflement à l'effort doivent vous inciter à consulter.

• Chez les hommes, l'apparition de difficultés d'érection peut être un signe de complications vasculaires.

• L'existence de complications microvasculaires (rétinopathie, protéinurie, neuropathie, ulcères au niveau des pieds) peut faire suspecter une ischémie cardiaque silencieuse. La recherche de ces anomalies doit être faite tous les ans : dosage de la créatinine dans le sang, mesure de la microalbuminurie dans les urines, évaluation de la sensibilité des pieds, contrôle ophtalmologique.

Est-ce que toutes les complications du diabète sont liées à l'athérosclérose ?

Non. Le diabète induit deux types de complications : celles liées à l'atteinte de la macrocirculation (grosses artères) et celles liées à la microcirculation (artères les plus fines et les capillaires qui en naissent et permettent les échanges entre le sang et les tissus).

Les atteintes de la macrocirculation sont liées à l'athérosclérose et favorisées par le diabète, l'hypertension artérielle, le tabac et le cholestérol.

Les atteintes de la microcirculation expliquent celles des yeux (rétinopathie), des reins (néphropathie) et des nerfs (neuropathie). Elles dépendent essentiellement du taux de sucre et de l'hémoglobine glyquée, mais sont aggravées par le tabac et l'hypertension artérielle. En revanche, il n'y a pas de dépôts de cholestérol. La présence d'atteintes de la microcirculation reste cependant le témoin d'un risque important d'athérosclérose.

Sait-on aujourd'hui apprécier correctement les risques cardio-vasculaires des diabétiques ?

Ce n'est pas toujours facile. L'index SCORE (voir page 82), qui est le plus utilisé en France et en Europe, ne prend pas en considération le diabète. Le score de Framingham (voir encadré page 82) le fait, mais il a deux défauts : il a été établi aux États-Unis, où le risque cardio-vasculaire est plus important qu'en Europe, et à une époque où la prise en charge des patients diabétiques était loin d'être optimale. Des scores de risque ont été développés spécifiquement pour les diabétiques, mais leurs performances sont médiocres.

Aujourd'hui, le diabète fait systématiquement classer un patient dans un groupe à risque élevé, sauf s'il a moins de 35 ans. Mais le traitement de la maladie s'est beaucoup amélioré. Dans le cas du diabète de type 2 en particulier, de nouveaux médicaments sont apparus, qui permettent un meilleur contrôle du diabète, mais aussi une perte de poids, une diminution de la pression artérielle et des complications cardio-vasculaires. Après 35 ans, il est peut-être également utile de rechercher, chez les patients diabétiques, des atteintes vasculaires silencieuses grâce à une échographie des carotides (voir encadré) ou à un score calcique (voir page 78), mais le rapport coût-bénéfice d'une telle approche reste à évaluer.

En définitive, si vous avez plus de 35 ans avec un diabète de type 1, ou plus de 50 ans avec un diabète de type 2, et que votre LDL-cholestérol est supérieur à 1 g malgré un changement de mode de vie (voir pages 109-138), la prise d'une statine paraît souhaitable.

OBJECTIF SANTÉ

Prévenir les risques et éviter les récidives

Quel est le rôle de la prévention et en quoi consiste-t-elle ?

Si vous développez de l'athérosclérose, il n'y a pas de traitement. Il est certes possible d'intervenir sur une artère, mais cela ne traite qu'une lésion locale et n'empêche pas la maladie de progresser ailleurs. C'est dire l'importance de la prévention, qui vise à éviter le développement des plaques d'athérome (voir page 67) en contrôlant au mieux tous les facteurs de risque (voir page 80).

En l'absence d'accident cardio-vasculaire, nous sommes dans la prévention primaire, qui vise à diminuer le risque de survenue de l'athérosclérose. C'est le moment où la prévention présente sans doute le plus d'intérêt, mais c'est aussi celui où il est plus difficile de l'accepter.

Lorsque survient un accident, par exemple un infarctus du myocarde ou un AVC, le patient est considéré à haut risque de récidive, et on parle alors de prévention secondaire. Il s'agit de limiter le risque de récidive, voire d'atteinte d'un autre organe. La prévention est alors plus facile à accepter, mais les efforts pour agir sur les facteurs de risque doivent être encore plus importants.

Dans les deux cas, la prévention du risque cardio-vasculaire – et en particulier le contrôle du cholestérol et des triglycérides – passe par l'adoption de saines habitudes hygiéno-diététiques : amélioration de l'alimentation (voir pages 112-132), pratique d'une activité physique régulière (voir pages 133-138), éventuellement perte de poids.

En prévention primaire, un traitement médicamenteux (voir pages 143-161) peut être prescrit si les mesures hygiéno-diététiques n'ont pas permis de réduire un excès de cholestérol, ou proposé d'emblée lorsque le taux de LDLc idéal paraît hors de portée avec l'adoption, par le patient, de mesures diététiques acceptables. Il est systématiquement mis en place après un premier accident cardio-vasculaire (donc en prévention secondaire).

Faut-il attendre d'être malade pour bénéficier de la prévention des maladies cardio-vasculaire ?

Absolument pas. Car l'athérosclérose peut débuter tôt, et ce phénomène risque de s'accélérer en raison de l'évolution du mode de vie des enfants (moins d'exercice, plus de calories venant du sucre ou du gras, prise de poids). Comme les sujets jeunes présentent un faible risque cardio-vasculaire, la recherche des facteurs de risque silencieux (hypertension artérielle, cholestérol) est rarement entreprise, sauf s'il existe un contexte familial d'accidents cardio-vasculaires précoces (et encore, c'est loin d'être systématique).

Les études d'interventions sur les facteurs de risque concernent surtout des sujets à haut risque, car il faut qu'un certain nombre d'accidents puissent être observés dans un délai relativement court (ces études dépassent rarement cinq ans de suivi) pour montrer un bénéfice sur l'incidence des complications. Les conclusions de ces études ne s'appliquent donc qu'à une population relativement âgée et déjà malade.

Si l'on voulait réellement supprimer l'athérosclérose, il faudrait s'y attaquer beaucoup plus tôt. Le traitement des facteurs de risque n'intervient le plus souvent que dans la seconde moitié de la vie, ce qui explique au moins partiellement l'existence de ce que l'on appelle le risque résiduel : malgré la normalisation de la pression artérielle ou du cholestérol, les patients traités conservent un risque supérieur aux sujets qui ont toujours été normo-tendus ou avec un cholestérol bas, et cet excès de risque est lié aux lésions qui se sont installées sans bruit bien avant le traitement. Il faudra certainement envisager à terme un dépistage plus précoce et systématique des facteurs de risque chez les sujets jeunes et commencer des études de prévention à long terme dans cette population pour savoir si un traitement précoce de l'hypertension artérielle ou du cholestérol pourrait avoir une balance bénéfice-risque favorable.

Dans l'immédiat, que vous soyez parent ou grand-parent, essayez d'inculquer à vos enfants et petits-enfants les règles hygiéno-diététiques qui leur permettront de vivre plus longtemps et, surtout, en meilleure santé.

Modifier son alimentation est l'un des premiers conseils de prévention des risques cardio-vasculaires. Pourquoi ?

La manière dont nous mangeons aujourd'hui est en grande partie responsable du développement, depuis quelques décennies, des principaux facteurs de risque cardio-vasculaire. L'excès de sel favorise l'hypertension artérielle, l'excès de sucre et la prise de poids encouragent le diabète de type 2 et l'excès de graisse explique des taux élevés de cholestérol. Bien sûr, certains individus sont plus susceptibles d'être touchés par ces maladies en raison d'une prédisposition génétique, tandis que la pratique régulière d'une activité physique peut atténuer, voire contrebalancer les effets délétères d'une alimentation déséquilibrée.

L'amélioration de la santé et la lutte contre les maladies cardio-vasculaires passent donc par l'alimentation. C'est précisément le sens des messages diffusés par le Programme national Nutrition Santé (PNNS) et qui incitent à manger moins salé, moins sucré et moins gras, des systèmes d'étiquetage (Nutri-Score ; voir encadré) ou encore des outils d'évaluation des aliments sur smartphone (voir encadré), etc. Si l'on en juge par la progression de l'hypertension, du diabète et de l'obésité, en particulier chez les plus jeunes, de tels programmes semblent avoir manqué leur cible, mais le retour vers une alimentation plus saine commence à faire son chemin dans les esprits depuis quelques années.

LE NUTRI-SCORE

Mis en place en 2017, ce système d'étiquetage des aliments transformés permet de visualiser d'un seul coup d'œil les qualités nutritives du produit. Ce dernier se voit attribuer une lettre (de A à E) et une couleur (du vert au rouge) qui prend en compte sa teneur en nutriments à favoriser (fibres, protéines, fruits, légumes, légumineuses, fruits à coque, huile de colza, de noix et d'olive, etc.) et sa teneur en nutriments à limiter (ingrédients très énergétiques, acides gras saturés, sucre, sel). Son intérêt est de vous aider à mieux choisir les aliments transformés. Il a toutefois deux limites : l'utilisation est au bon vouloir des industriels (mais son existence les incite à améliorer leurs produits), et la complexité des paramètres pris en compte peut conduire à des incohérences. Par exemple, une huile végétale obtiendra toujours un D car c'est, par essence, un aliment gras et très énergétique. Cependant, cette note ne fait pas la distinction entre une huile d'olive (acide gras polyinsaturé) et une huile de palme (acide gras saturé, qui a donc tendance à augmenter le taux de LDL-cholestérol).

COMMENT FONCTIONNENT LES APPLICATIONS POUR SMARTPHONE

Il suffit de photographier le produit pour obtenir les détails de sa composition, ainsi que son score nutritionnel grâce à ces applications, le plus souvent gratuites (comme Yuka, la plus connue). Elles rallongent un peu le temps des courses, mais n'hésitez pas à les utiliser, en particulier pour « scanner » les aliments industriels que vous consommez régulièrement. L'évaluation pourrait vous inciter à changer de produit pour une version plus saine !

Pour réduire mon taux de LDL-cholestérol, est-ce que je dois beaucoup diminuer ma consommation de graisse totale ?

Formulée à partir de nombreuses études américaines et européennes, la recommandation d'une réduction des acides gras saturés au profit des acides gras insaturés vise à diminuer le LDL-cholestérolc. Mais elle a souvent pour conséquence une réduction globale des matières grasses. Or, les lipides constituent une part importante de l'apport calorique nécessaire à l'organisme, en particulier pour les individus ayant une activité physique régulière), avec un poids stable et maîtrisé.

Par ailleurs, une réduction des acides gras saturés pourrait conduire à une augmentation de la consommation de sucres. C'est du moins l'une des conclusions formulées par les auteurs de l'étude PURE[3], qui a souligné également qu'environ 70 % des complications cardio-vasculaires sont liées à des facteurs modifiables : hypertension artérielle, tabac, cholestérol, obésité, diabète, manque d'activité physique et alcool, mais aussi pollution atmosphérique et niveau d'éducation. L'analyse détaillée des habitudes alimentaires des populations observées a montré que la ration calorique quotidienne est apportée à 61 % par les glucides, à 24 % par les graisses et à 15 % par les protéines (c'est une moyenne, car il y a des variations d'un pays à l'autre, surtout liées aux revenus des populations). Pour le même apport calorique, lorsque la diminution des graisses saturées est compensée par une augmentation des sucres, on observe certes une baisse

3. *Prospective Urban Rural Epidemiology*. Cette vaste étude épidémiologique (135 000 participants) a été conduite dans 18 pays (Amérique du Nord et du Sud, Europe, Afrique et Asie) et dans des milieux différents urbains et ruraux. La France n'en fait pas partie.

du LDLc, mais également du HDL-cholestérol, tandis que les triglycérides augmentent. De là à conclure qu'une diminution de la consommation de lipides peut avoir des effets délétères pour la santé, il n'y a qu'un pas qu'il faut se garder de franchir !

Est-ce que je dois faire un régime pour réduire mon taux de cholestérol ?

À cette question, je répondrai par une autre question : quel est le point commun entre la diététique et la politique ? La réponse est simple : c'est une affaire de régime et, dans les deux cas, cela peut aller de l'anarchie à la dictature.

Je ne suis spécialiste ni de la politique ni de la diététique. Je ne referai donc pas le monde et je ne vous proposerai pas non plus le régime miracle du docteur Machin. En revanche, je peux vous parler de trois régimes qui ont fait leurs preuves (voir question suivante) et vous rappeler des règles de bon sens pour améliorer le contenu de votre assiette.

Le régime est souvent présenté comme un ensemble d'interdits et de contraintes. Ce que je retiens de cette approche, c'est qu'elle échoue à plus ou moins long terme quand les changements ne tiennent pas compte de la personnalité du patient : au bout d'un certain temps, ce dernier abandonne et se trouve alors en situation d'échec, ce qui peut vite conduire à l'anarchie alimentaire ! En matière d'alimentation, vos goûts sont forgés par des habitudes (bonnes ou mauvaises) prises dans l'enfance, votre région d'origine et votre culture. Vos habitudes alimentaires sont elles-mêmes influencées par vos rencontres culinaires, vos moyens financiers, vos convictions (défense de l'écologie ou de la cause animale, par exemple), la publicité. Et elles sont parfois contraintes par votre état de santé (allergie, intolérance, diabète, hypertension artérielle et hypercholestérolémie). Comment voulez-vous qu'un régime tienne compte de tout cela ? Je vous propose plutôt des éléments précis qui doivent orienter vos choix alimentaires pour améliorer votre santé et/ou vos facteurs de risque. À partir de là, sentez-vous libre d'inventer votre propre régime (et même vos recettes !). Enfin, n'oubliez pas que toute règle supporte des exceptions : un écart de temps en temps apporte d'autant plus de plaisir qu'il est exceptionnel.

Quels sont les trois régimes préconisés pour réduire les facteurs de risque cardio-vasculaires et, plus particulièrement, le risque d'athérosclérose ?

Il y a d'une part le **régime paléolithique**, qui vise à reproduire l'alimentation des chasseurs-cueilleurs, donc avant le développement de l'agriculture. L'infarctus du myocarde n'était sans doute pas la principale cause de décès chez nos lointains ancêtres, mais on vivait beaucoup moins longtemps que maintenant !

Le **régime méditerranéen**, et sa variante DASH (*Dietetary Approach to Stop Hypertension*, ou approche diététique pour stopper l'hypertension artérielle), qui conseille une diminution importante du sel (qui accroît le risque d'hypertension artérielle), favorise la consommation de légumes et de fruits, de « bonnes » graisses et de céréales complètes.

Le **régime végétarien**, enfin, exclut viandes et poissons (et tous les produits d'origine animale dans sa version végane), en misant sur les végétaux. Les motivations à l'origine de ce choix

	RÉGIME PALÉOLITHIQUE	RÉGIME MÉDITERRANÉEN	RÉGIME VÉGÉTARIEN
CARACTÉRISTIQUES	**Il privilégie…** • les viandes maigres, les poissons et les œufs ; • les légumes et les fruits oléagineux (noix, amandes, etc.). **Il exclut…** • les céréales ; • l'huile ; • les produits laitiers. **Il limite…** • le sucre (fruits, miel).	**Il privilégie…** • les viandes maigres, les poissons et les œufs ; • les fruits, les légumes et les fruits oléagineux (noix, amandes, etc.) ; • les céréales ; • l'huile d'olive. **Il limite…** • les viandes rouges ; • les produits laitiers ; • le sel, en particulier dans la version DASH.	**Il privilégie…** • les légumineuses riches en protides (pois chiches, soja) ; • les fruits, les légumes et les fruits oléagineux (noix, amandes, etc.). **Il exclut…** • les viandes et les poissons ; • tous les produits d'origine animale (œufs, produits laitiers, miel) pour la version végane.
ATOUTS	Perte de poids. Baisse de la pression artérielle et du cholestérol. Très pauvre en sel.	Perte de poids. Baisse de la pression artérielle et du cholestérol. Des études de morbi-mortalité positives.	Perte de poids. Baisse de la pression artérielle et du cholestérol. Probablement le plus efficace sur le cholestérol Des études de morbi-mortalité positives.
POINTS FAIBLES	Aucune étude de morbi-mortalité. Difficile à suivre aujourd'hui !	Effets modestes et insuffisants pour les hypercholestérolémies importantes.	Pas d'étude de comparaison au régime méditerranéen. Carences possibles (en particulier en vitamine B12) quand il est mal équilibré.

sont variées (diététique, mais aussi cause animale et préoccupations écologiques).

J'ai récapitulé dans un tableau (voir page suivante) les principales caractéristiques de ces trois régimes, avec leurs atouts et leurs points faibles pour ce qui concerne le cholestérol, l'hypertension et la gestion du poids.

Le régime méditerranéen est le plus cité dans les recommandations sur le cholestérol (et sa variante DASH pour l'hypertension artérielle). Une étude récente sur des patients ayant présenté un accident cardiaque montre que ses effets bénéfiques sur le long terme ne sont pas uniquement liés à la réduction des graisses animales, mais pourraient s'expliquer par les vertus de certains de ses composants, comme l'huile d'olive.

À partir de ce comparatif, et armé de quelques conseils plus précis (voir question suivante), il ne vous reste plus qu'à adapter votre alimentation selon vos goûts et vos habitudes culturelles.

Quels sont les principes à respecter pour diminuer le cholestérol ?

Les recommandations actuelles insistent sur la réduction des apports en acides gras saturés au profit des acides gras insaturés.

- Limiter sa consommation de viande (rouge en particulier) et privilégier les viandes maigres, comme la volaille.
- Éviter la charcuterie, riche en graisses et en sel.
- Manger du poisson et des fruits de mer, qui contiennent plus d'acides gras insaturés que saturés. Les poissons gras (sardine, maquereau, hareng, truite, saumon) sont égale-

ment riches en oméga-3 (voir encadré page 34). Ce bénéfice est cependant tempéré par le risque d'ingestion de mercure avec les gros poissons carnivores (thon, saumon, etc.), dont la consommation ne doit pas être trop fréquente. Favoriser les sardines et les maquereaux, qui sont en outre les moins chers.

• Préférer les huiles végétales (voir également page 123) au beurre et aux autres graisses d'origine animale.

• Adopter une alimentation riche en légumes et en fruits frais (selon le slogan désormais très connu : « Cinq fruits et légumes par jour »). Une consommation de 375 g de fruits et légumes par jour est l'idéal (étude PURE, voir page 114), et la consommation de légumes crus est un plus.

• Consommer des légumineuses (lentilles, pois chiches, pois cassés), qui apportent des protéines.

• Les fruits oléagineux (noix, amandes, arachides, noix de cajou, etc.) sont riches en acides gras insaturés et en stérols, mais elles sont également très caloriques, donc à consommer avec modération (d'autant plus qu'elles sont vite addictives !). Éviter les versions salées. Pour rappel, les noix sont les plus riches en acides gras polyinsaturés (voir tableau page suivante), en particulier en oméga-3 : pas besoin d'aller chercher très loin de quoi se faire du bien !

• Le pain et les féculents ont leur place à chaque repas, car ils apportent des glucides lents indispensables. Attention toutefois au pain, qui est riche en sel. Privilégier les pains complets et aux céréales, varier les féculents (riz, pâtes, boulgour, quinoa, millet, orge, sarrasin, pomme de terre, légumineuses, etc.).

VALEURS EN ACIDES GRAS POLYINSATURÉS DES GRAINES ET DES FRUITS OLÉAGINEUX

Les fruits sont classés par ordre décroissant, en fonction de leur teneur en acides gras polyinsaturés (en pourcentage du poids).

	PROTÉINES	LIPIDES	ACIDES GRAS SATURÉS	ACIDES GRAS MONO-INSATURÉS	ACIDES GRAS POLYINSATURÉS	OMEGA 3
Noix	15,7	67,3	6,15	14,1	43,6	7,5
Tournesol	21,3	55,5	6,23	10,9	35,6	0,16
Pignon de pin	13,7	65	5,53	19,9	33	0,15
Noix du Brésil	17	66,7	16,2	21,8	25,6	
Noix de pecan	11,3	72,6	6,62	40,6	23,1	
Graines de sésame	17,6	49,7	7,09	18,8	21,8	0,26
Pistache	18,4	47,4	5,52	23,8	13,5	0,26
Cacahuète	26,1	49,1	8,4	25,5	12,9	
Amande	21,4	52,5	3,95	33,4	12,4	
Cajou	18	49,5	10,5	26,7	9,05	
Noisette	16,4	63	4,46	45,7	7,92	
Noix de macadamia	7,14	72,9	11,6	57,2	1,65	
Noix de coco	3,6	33,5	29,7	1,43	0,37	

• Préférer les produits laitiers au lait demi-écrémé ou écrémé, mais éviter les desserts lactés (riches en graisses et en sucre). Même si c'est un aliment riche en acides gras saturés et en sel, le fromage n'est pas « interdit », à condition de rester raisonnable (30 g par jour).

OUI AUX PRODUITS LAITIERS, EN RESTANT RAISONNABLE !

Les fromages à pâte molle ont en général une proportion de lipides un peu plus basse que les fromages à pâte dure. Une portion de camembert apporte ainsi 6-7 g de lipides. Pourquoi le camembert ? Tout simplement parce que j'ai des ancêtres normands… et parce qu'il n'est pas possible de citer tous les fromages !

Pour revenir à des choses plus sérieuses, l'étude NutriNet-Santé a suivi pendant dix ans 104 805 individus, en grande majorité des femmes (80 %), sans retrouver de lien entre la consommation de produits laitiers et la survenue de complications cardio-vasculaires. Il semble même que les produits laitiers fermentés (yaourts et fromages) pourraient avoir un effet protecteur sur les complications cérébrales. La consommation quotidienne moyenne était de 40 g de fromages et 80 g de yaourt. L'étude PURE confirme ces observations, et l'on retrouve également un effet plus protecteur chez les femmes. Selon certains chercheurs, les produits laitiers fermentés pourraient agir par le biais du microbiote intestinal (voir page 126) pour favoriser une baisse du cholestérol du LDLc. Alors – surtout si vous êtes une femme –, mangez (raisonnablement) fromages et yaourts, qui sont une importante source de calcium.

• Privilégier la cuisine maison avec des produits frais. Surgelés et conserves sont très utiles, car ils permettent de gagner du temps, mais attention à leur teneur en sel.

POUR VOUS GUIDER DANS VOS ACHATS AU RAYON DES HUILES

	ACIDES GRAS SATURÉS	ACIDES GRAS POLYINSATURÉS		ACIDES GRAS MONO-INSATURÉS	TOTAL	TEMPÉRATURE MAXIMALE
		OMÉGA-3	OMÉGA-6			
Arachide	19 %	1 %	30 %	50 %	100 %	230 °C
Colza	10 %	10 %	20 %	60 %	100 %	205 °C
Lin	9 %	58 %	14 %	19 %	100 %	80 °C
Maïs	13 %	1 %	57 %	29 %	100 %	230 °C
Noix	11 %	11 %	54 %	24 %	100 %	205 °C
Olive	15 %	1 %	9 %	75 %	100 %	240 °C
Sésame	15 %	1 %	9 %	75 %	100 %	2410 °C
Soja	16 %	7 %	53 %	24 %	100 %	230 °C
Tournesol	13 %	1 %	70 %	16 %	100 %	230 °C

Les huiles vierges (première pression à froid) ont l'avantage d'être plus riches en vitamines (en particulier E et K) et en polyphénols, qui protègent contre l'inflammation et l'athérosclérose. Très savoureuses, elles sont idéales pour les salades. Les huiles raffinées ont le mérite de supporter mieux la chaleur et sont donc plus intéressantes pour la cuisson (en particulier pour les fritures), mais elles ont perdu vitamines et polyphénols. Attention, une huile chauffée au-delà de son point de fumée peut dégager des substances toxiques.

Je terminerai cette liste par un conseil de mon cru : mangez dans le calme et prenez le temps de savourer le contenu de votre assiette, sans oublier de vous faire plaisir et de faire plaisir à ceux qui partagent votre repas, même s'il faut pour cela oublier (un peu) les recommandations qui précèdent.

Quelles huiles privilégier ?

Choisissez de préférence des huiles végétales riches en acides gras essentiels (oméga-3 et oméga-6), comme les huiles d'olive, de lin ou de colza. L'huile d'olive est à la base du régime méditerranéen, elle est utilisable aussi bien en assaisonnement que pour la cuisson, mais elle est relativement chère et contient peu d'oméga-3. L'huile de colza a l'avantage d'être peu coûteuse et riche en acide linoléique (l'un des oméga-3) ; si elle s'utilise plutôt en assaisonnement, elle supporte (modérément) la cuisson. L'huile de lin est très riche en oméga-3, mais elle a l'inconvénient de rancir rapidement et ne s'utilise que froide.

Pensez aussi aux huiles de sésame, de noix, d'arachide ou de pépins de raisin, dont les saveurs sont plus prononcées. L'huile de tournesol supporte des températures élevées, elle est donc idéale pour les fritures (un plaisir gourmand à consommer avec modération !).

L'idéal est de varier les huiles. Le couple huile d'olive-huile de colza est particulièrement intéressant, car il apporte oméga-3 et oméga-6. Évitez les huiles de palme et de coco, trop riches en acides gras saturés.

On recommande d'éviter les huiles hydrogénées. Pour quelle raison ?

Le procédé d'hydrogénation permet de transformer les huiles végétales en un produit solide qui se conserve mieux. Malheureusement, cette opération modifie la structure des acides gras. Ces acides gras modifiés, ou trans (comme « transformés »), contribuent fortement à augmenter le LDL-cholestérol, et favorisent prise de poids et diabète. Ces graisses hydrogénées sont présentes dans les margarines, mais elles se cachent aussi dans beaucoup de produits industriels (biscuits, viennoiseries, pâtes à tartiner, barres chocolatées), car elles coûtent beaucoup moins cher que le beurre ou que le beurre de cacao, pour un résultat similaire en apparence. Désormais, l'industrie alimentaire doit mentionner sur les produits concernés : « huile végétale hydrogénée » (ou partiellement hydrogénée). Par conséquent, prenez l'habitude de lire les étiquettes (il faut souvent une bonne loupe et du temps !). Ou installez une application sur votre smartphone (voir encadré page 113) pour en savoir plus sur la qualité nutritionnelle des aliments que vous consommez.

Est-ce qu'une consultation diététique peut m'aider à améliorer mon alimentation ?

Les conseils diététiques donnés dans ce livre restent très généraux. S'ils sont bien connus de tous (parce que très souvent répétés), ils ne sont pas forcément faciles à mettre en œuvre au quotidien, surtout pour les personnes qui doivent radicalement changer leur façon de manger. Si vous avez du mal à vous y retrouver ou que vous ne parvenez pas à faire baisser votre LDL-cholestérol, n'hésitez pas à demander les conseils d'un ou d'une diététicien(ne). Il analysera votre alimentation, vous indiquera des modifications utiles qui tiendront compte de vos goûts et de votre style de vie, et vous aidera à vous fixer des objectifs atteignables. Malheureusement, cette consultation n'est prise en charge par la Sécurité sociale que dans de rares indications, et l'hypercholestérolémie n'en fait pas partie. En revanche, certaines mutuelles peuvent en rembourser une partie.

Les œufs sont riches en cholestérol. Faut-il en limiter la consommation ?

La consommation de cholestérol ne devrait pas dépasser 300 mg par jour, alors qu'un seul œuf en contient en moyenne 180-200 mg. Cela explique qu'on ait, pendant des années, encouragé les personnes atteintes d'hypercholestérolémie à lever le pied sur cet aliment. Mais les choses sont moins simples qu'il n'y paraît. En effet, c'est surtout la consommation d'acides gras saturés qui provoque l'augmentation du LDLc. Or, de ce point de vue, le statut de l'œuf est plutôt favorable, car deux tiers des lipides qu'il contient (dans le jaune) sont des acides gras insaturés. Des études ont montré qu'une consommation régulière (jusqu'à deux par jour) ne modifiait pas sensiblement le taux de LDLc.

Concernant le risque cardio-vasculaire, les données sont contradictoires. Une étude américaine portant sur 29 615 personnes suivies pendant dix-sept ans montre un lien entre la consommation de cholestérol (qu'elle provienne des œufs ou non) et les complications cardio-vasculaires, avec une augmentation de 17 % du risque pour chaque prise supplémentaire de 300 mg de cholestérol par jour. À l'inverse, l'analyse récente de plusieurs études (au total, 177 000 patients de différentes origines) ne montre pas de lien entre les deux. Bref, les œufs sont brouillés !

Les recommandations sont cependant devenues moins restrictives : manger 4 œufs par semaine paraît acceptable.

Est-ce que la flore intestinale peut influencer le taux de cholestérol ?

Très vraisemblablement, mais la recherche est encore récente sur ce sujet et il reste beaucoup de travail à accomplir avant de pouvoir disposer éventuellement de solutions thérapeutiques.

Notre intestin renferme de très nombreux microbes (bactéries, virus), qui forment le microbiote (ou flore intestinale). La composition du microbiote dépend de ce que nous mangeons et joue un rôle clé dans l'absorption, la digestion et la transformation des aliments. De nombreuses études ont montré que les modifications du microbiote – qui peuvent être provoquées par un changement de notre mode d'alimentation, des antibiotiques ou la présence de pesticides dans ce que nous ingérons – favorisent l'émergence de pathologies comme le diabète, l'obésité, les maladies inflammatoires et peut-être l'hypercholestérolémie et ses conséquences vasculaires. L'exploration des interactions entre le microbiote et les lipides est encore récente et ce processus est loin d'avoir livré tous ses secrets, mais il semble que la diversité et la richesse de la flore microbienne intestinale joueraient un rôle important dans la régulation ducholestérol. Il est possible que les bénéfices associés à certains régimes (méditerranéen, DASH et végétarien) ne soient pas uniquement liés une réduction de la consommation d'acides gras : ces régimes pourraient aussi améliorer la richesse et la diversité du microbiote. Restons cependant prudents. Les études sur le lien entre flore intestinale et cholestérol sont difficiles à réaliser sur des sujets humains, et celles conduites sur des animaux ne peuvent pas être extrapolées facilement à l'homme, en l'état actuel de la recherche. Mais c'est sans doute une voie prometteuse.

Est-ce qu'une carence en vitamine D pourrait agir sur la gestion du cholestérol par le foie ?

Cette carence est associée à une augmentation du LDLc et des triglycérides, ainsi qu'à une diminution du HDLc, mais une supplémentation permet de rééquilibrer la situation. Certaines études suggèrent qu'une carence en vitamine D pourrait favoriser l'athérosclérose, mais plusieurs essais ont échoué à montrer que la supplémentation systématique pouvait protéger des accidents cardio-vasculaires.

En définitive, il est sans doute préférable d'avoir un taux de vitamine D suffisant grâce à une exposition solaire modérée (30 minutes par jour semble suffire) et/ou à une supplémentation orale. Cependant, n'en espérez aucun bénéfice sur votre cholestérol.

LES BIENFAITS DE LA VITAMINE D

La vitamine D est une vitamine indispensable qui joue un rôle important dans le métabolisme osseux. Une déficience sévère peut entraîner un rachitisme chez l'enfant. Une carence moins importante peut favoriser l'ostéoporose, qui augmente le risque de fracture.

La vitamine D a une structure lipidique et elle est synthétisée à partir du cholestérol. Elle est fabriquée dans la peau grâce à l'influence des rayons ultra-violets. Elle peut aussi être apportée par l'alimentation, et en particulier la consommation de poissons gras. L'huile de foie de morue a longtemps été un moyen de parer aux carences chez les enfants dans les pays à faible ensoleillement. Aujourd'hui, certains produits laitiers sont supplémentés en vitamine D pour limiter les risques de carence. Cependant, les taux de vitamine D sont en général bas dans les populations européennes, surtout en hiver, en raison d'une exposition insuffisante au soleil.

Y a-t-il un lien entre la consommation de tabac et le cholestérol ?

Tabac et cholestérol sont deux facteurs de risques cardio-vasculaires redoutables. Quand ils sont associés, leurs effets sur les artères et les risques de complications sont multipliés.

Fumer n'augmente pas le taux de cholestérol, mais peut favoriser son passage dans la paroi des artères, car il irrite et abîme la couche fine de cellules qui les tapisse (endothélium). Par ailleurs, il augmente le risque de formation de caillots sanguins et majore le risque d'infarctus lié aux ruptures de plaques. Il peut aussi induire des spasmes dans les petites artères musculaires, en particulier celles du cœur, provoquant une diminution de la circulation et une mauvaise irrigation du muscle cardiaque. Ses dangers s'expriment particulièrement pour les artères du cœur (infarctus du myocarde) et des jambes (artérite).

L'arrêt du tabac est primordial et ses effets bénéfiques sont sans doute plus rapides que ceux d'une baisse de cholestérol (on considère habituellement qu'il faut trois ans environ pour que les conséquences du tabac sur les artères disparaissent). Il diminue également de façon importante les risques de cancer.

Pour arrêter de fumer, il vaut mieux se faire aider par un médecin spécialisé dans cette addiction. Les patchs de nicotine diminuent le besoin de fumer, mais il faut souvent leur associer des substituts oraux (gommes, spray) quand l'envie de cigarette devient trop intense. La cigarette électronique peut parfois être une aide efficace, mais il faut au fumeur une certaine persévérance pour adopter cette méthode et trouver le liquide qui lui conviendra (en fonction de son dosage en nicotine). Il faut toutefois préciser qu'elle a aussi des inconvénients (en général moindres que ceux du tabac) et, de ce fait, elle n'est pas la solution privilégiée par les médecins tabacologues.

Est-ce que la consommation d'alcool influence le cholestérol ?

Elle n'a pas d'influence sur le taux de LDL-cholestérol, mais elle peut augmenter modérément le HDLc (c'est en particulier le cas du vin, comme l'ont montré plusieurs études). Cette augmentation est toutefois modeste et pourrait être davantage liée au raisin qu'à l'alcool.

Si un possible bénéfice d'une consommation modeste de boissons alcoolisées est discutable, les dangers de l'excès d'alcool sont, en revanche, évidents :

- l'alcool augmente la pression artérielle, ce qui favorise le passage du cholestérol dans la paroi artérielle ;

- il est toxique pour le foie, qui joue un rôle primordial dans la gestion des lipides ;
- il favorise l'augmentation des triglycérides (voir page 65), le syndrome métabolique (voir page 89), le foie gras (voir page 90), la cirrhose et le cancer du foie. En fait, il favorise pratiquement tous les cancers !
- pour couronner le tout, l'alcool est une drogue qui peut devenir addictive sans que l'on s'en rende compte et qui modifie le caractère des sujets dépendants.

On parle souvent du paradoxe français pour évoquer l'apparente contradiction entre la richesse en vin (et en graisses) de notre cuisine et la relative bonne santé cardio-vasculaire de la population de l'Hexagone. Mais la seule chose qui soit paradoxale dans cette affaire, c'est que, pour des raisons culturelles et économiques, les alcools ne comportent pas de mention obligatoire comme celles figurant sur les paquets de cigarettes !

Il est cependant possible d'avoir une consommation modeste d'alcool sans retentissement important sur la santé. Les recommandations de l'OMS ont longtemps établi la consommation d'alcool à faible risque à un maximum de 20 g par jour pour les femmes et de 30 g pour les hommes. Une étude de 2018 portant sur l'observation de près de 600 000 consommateurs d'alcool a revu à la baisse la quantité d'alcool neutre sur le plan des risques : pas plus de 100 g par semaine (soit 10 verres ; voir encadré).

Il est également recommandé de ne pas consommer d'alcool tous les jours pour éviter une dépendance.

POUR CALCULER LE TAUX D'ALCOOL INGÉRÉ EN GRAMMES

La formule est la suivante :

(8 x degrés x volume [cl]) / 100

Ce qui donne, pour 10 cl de vin à 12 degrés :

(8 x 12 x 10) = 9,6 g (souvent arrondi à 10 g)

Il ne faut donc pas dépasser 10 verres par semaine.

Est-ce que la consommation de café peut modifier le taux de cholestérol ?

Oui, elle peut l'augmenter, mais dans des proportions limitées. Et cela dépend également de la façon dont vous préparez le café.

La caféine permet d'améliorer la résistance à la fatigue, mais elle peut aussi accélérer le rythme cardiaque et entraîner des palpitations chez certains individus, d'où sa mauvaise réputation pour les patients ayant une maladie cardio-vasculaire. Pour les personnes sensibles à la caféine, il existe des formes décaféinées et il n'y a pas vraiment de contre-indication à son usage modéré.

Contrairement à une idée très répandue, une consommation régulière de café ne provoque pas d'hypertension artérielle, mais elle peut augmenter modérément le LDLc. Ce phénomène a été observé la première fois dans les pays du nord de l'Europe (Norvège, Danemark, Suède et Finlande), avec une augmentation d'environ 10 % du LDLc chez les consommateurs réguliers, par rapport aux non-consommateurs. Mais d'autres études réalisées dans d'autres pays n'ont pas retrouvé cette différence. Il est alors apparu que la façon de préparer le café avait son importance : dans les pays du Nord, on fait bouillir le café dans l'eau avant de le laisser décanter et on le boit sans le filtrer. L'augmentation du cholestérol serait liée à deux composants du café, le cafestol et le kawheol, qui sont retenus par le filtrage.

Si vous préférez, comme c'est mon cas, l'expresso au café filtré, sachez que l'effet de votre petit noir sur le cholestérol est négligeable, sauf si vous en consommez des quantités astronomiques !

J'ai lu que le chocolat noir pouvait réduire le cholestérol. Est-ce que c'est vrai ?

On prête au chocolat noir de nombreuses vertus : antioxydant, antihypertenseur, antidépresseur, anticholestérol (LDLc) et j'en passe. Moi-même grand amateur de chocolat, j'aimerais pouvoir y croire et j'aurais pris plaisir à participer à certaines des nombreuses études qui ont permis aux volontaires de croquer cette gourmandise tous les jours pendant des semaines, avec l'excuse de servir la science. Mais la plupart de ces études comportent des biais importants et leurs conclusions semblent peu fiables. La seule chose dont je sois convaincu, c'est que le chocolat est réellement bon, mais pas forcément pour notre santé. Ceci dit, il n'est pas mauvais non plus, à condition qu'il ne soit pas pollué par des quantités de sucre ou de graisses bon marché.

Est-ce que l'exercice physique peut faire baisser le cholestérol ?

Il n'est pas possible de répondre par oui ou par non à cette question. Certes, notre capacité physique est un marqueur important de notre espérance de vie (voir encadré) et la pratique régulière d'une activité physique est la meilleure façon de se maintenir en bonne santé. Ses bénéfices sont multiples sur tous les facteurs de risques cardio-vasculaires : pression artérielle, taux de sucre, poids, et le cholestérol n'échappe pas à ce constat, comme le montrent les nombreuses études sur le sujet. Cependant, il n'est pas toujours facile de savoir quel(s) facteur(s) peuvent influencer son évolution : type, intensité et durée de l'exercice, modifications diététiques, évolution du poids, âge des patients, etc.

Des études ont toutefois montré qu'un exercice intense et prolongé (marathon, triathlon, etc.) entraîne, en quelques heures seulement, une baisse rapide et importante des triglycérides, ainsi qu'une baisse modérée du cholestérol total et du LDLc. Cela s'explique par le fait que l'organisme va utiliser ses stocks de graisses comme source d'énergie. Mais ces exercices intenses et prolongés sont réservés aux athlètes très entraînés. Chez les personnes insuffisamment préparées, ils peuvent avoir des effets indésirables, voire des conséquences graves. Le premier coureur ayant fait le trajet Marathon-Athènes, pour annoncer la victoire de son camp (cela se passait en 490 avant notre ère), en serait mort...

Si le bénéfice d'un exercice régulier pour prévenir les risques cardio-vasculaires est unanimement reconnu, il est difficile de quantifier l'amélioration que l'on peut en attendre en ce qui concerne le cholestérol, car cela dépend largement des individus, de l'intensité et de la durée de l'exercice, ainsi que des mesures diététiques associées. Mais les nombreuses études sur le sujet s'accordent sur une baisse marquée des triglycérides, une augmentation modérée du HDLc et une baisse modérée du LDLc.

VOTRE ESPÉRANCE DE VIE DÉPEND EN PARTIE DE VOS CAPACITÉS PHYSIQUES

Que vous soyez en bonne santé ou non, votre capacité physique est liée au risque de mortalité. Des chercheurs ont demandé à 6 213 hommes de réaliser une épreuve d'effort sur tapis roulant et ont observé que l'importance de l'effort était inversement proportionnelle au risque de mortalité dans les années à venir. Cette étude présente l'avantage d'une quantification précise du niveau d'effort effectué et conforte les données épidémiologiques, en particulier celles de l'étude Framingham (voir page 82). La bonne nouvelle est que, même si votre capacité physique est médiocre aujourd'hui, vous pouvez l'améliorer par un entraînement régulier et augmenter ainsi votre espérance de vie. À vos baskets...

Je suis sédentaire. Dois-je prendre certaines précautions avant de me remettre au sport ?

Commencez par vérifier que vous n'êtes pas concerné par l'un des éléments suivants :

- vous avez moins de deux facteurs de risque (hypertension artérielle, tabac, cholestérol, diabète, obésité) et plus de 50 ans ;

- vous avez déjà fait un accident cardio-vasculaire ;
- vous avez une insuffisance rénale ;
- l'un de vos proches a fait une mort subite ou un accident cardio-vasculaire jeune ;
- au repos, vous êtes essoufflé ;
- vous avez les chevilles enflées ;
- au repos, votre cœur a un battement rapide (supérieur à 100 battements par minute) et/ou irrégulier ;
- pour un effort de la vie courante ou au froid, vous ressentez un essoufflement, une douleur dans la poitrine, le cou ou le bras, ou encore une douleur dans une jambe à la marche.

Si vous n'avez aucun facteur de risque, que votre cholestérol total est inférieur à 2 g (voir page 48) et que vous ne répondez à aucun des critères listés dans le tableau, vous pouvez vous y mettre, mais commencez en douceur.

Si vous avez au moins un facteur de risque et que vous ne répondez à aucun des critères listés ci-dessus, il est préférable de demander l'avis de votre médecin avant de reprendre une activité physique.

Si vous répondez à l'un des critères listés ci-dessus, vous devez consulter votre médecin traitant, qui vous adressera probablement à un cardiologue pour des examens complémentaires.

Faut-il privilégier une activité particulière ?

Non, pas vraiment. Ce qui compte, c'est de choisir une activité que l'on aime et que l'on peut faire régulièrement.

La marche est souvent recommandée, car elle peut être pratiquée par tous, n'importe où et sans dépense. En cas de surpoids et/ou de douleurs articulaires, le vélo et la natation peuvent toutefois être une meilleure option, car les articulations des membres inférieurs sont moins sollicitées. La musculation et le levé de poids sont déconseillés en cas d'hypertension artérielle.

Varier les activités physiques est aussi une bonne solution, car cela permet d'éviter la routine et l'ennui. L'activité physique fractionnée peut aussi être envisagée (voir page 138).

ACTIVITÉ PHYSIQUE : CE QUE VOUS NE DEVEZ PAS FAIRE

- Faire des efforts importants sans échauffement préalable.
- Penser que vous pouvez reprendre une activité physique au même niveau que vous aviez il y a dix ans, quand vous avez arrêté.
- Suspendre votre traitement pour ne pas être « gêné » pendant l'effort.
- Ignorer les signaux d'alerte de votre corps : douleurs, essoufflement excessif, vertiges, surtout dans un contexte de compétition.
- Avoir une activité physique intense si vous avez de la fièvre ou si vous avez fait un épisode infectieux moins d'une semaine avant, s'il fait très chaud ou très froid dehors.
- Fumer avant ou après l'effort (le mieux étant de ne pas fumer du tout !). Le tabac peut provoquer en effet des spasmes des artères du cœur à l'effort ou après (attendez au moins 2 heures).
- En cas de douleur après l'effort, prendre des anti-inflammatoires sans l'avis de votre médecin. Il vaut mieux vous hydrater et masser les zones douloureuses. Et ne pensez pas que la douleur est forcément causée par les statines (voir page 150), si c'est le traitement médicamenteux qui vous a été prescrit.

Je vais deux fois par semaine à la salle de sport. Est-ce que c'est suffisant ?

Tout exercice est bon à prendre, donc continuez ! Mais, dans l'idéal, il faudrait pratiquer au moins 30 minutes par jour. La Fédération française de cardiologie recommande une activité physique à intensité modérée ou élevée entre 30 et 60 minutes au moins cinq fois par semaine.

ACTIVITÉ PHYSIQUE : CE QUE VOUS DEVEZ FAIRE

- Pratiquer une activité physique régulière, dans l'idéal au moins 30 minutes tous les jours.
- Choisir des activités d'endurance : marche, course à pied, natation, vélo, etc.
- Demander l'avis de votre médecin si vous n'avez pas pratiqué depuis longtemps.
- Débuter en douceur et augmenter progressivement l'intensité de l'effort.
- Vous hydrater régulièrement, surtout si vous avez aussi un traitement contre l'HTA. C'est le meilleur moyen d'éviter les crampes.
- Signaler à votre médecin toute anomalie ressentie à l'effort : essoufflement excessif, douleur dans la poitrine, crampes, palpitations, malaise.
- Interrompre l'activité et consulter rapidement votre médecin si vous avez une douleur qui apparaît à l'effort et disparaît à l'arrêt.

On parle beaucoup de l'entraînement fractionné. Quel est son intérêt ?

Cette pratique est mise en avant depuis quelques années, car elle permet d'améliorer plus vite ses performances physiques. Elle consiste à alterner des phases assez courtes d'effort intense (la fréquence doit dépasser 80 % de la fréquence cardiaque maximale[4]) et des phases de récupération (repos ou effort modéré). Elle est parfois proposée pour rééduquer à l'effort des patients cardiaques, mais des précautions s'imposent et il convient de réaliser au préalable une épreuve d'effort, idéalement avec mesure de la consommation d'oxygène. Certaines études ont montré un bénéfice de ce protocole sur le contrôle de la glycémie des diabétiques. Il a surtout l'avantage d'être moins monotone que l'effort modéré continu.

Si vous voulez vous lancer, ce n'est pas très difficile. Voici un protocole à suivre :

- commencez par demander l'avis de votre médecin (ou vérifiez que toutes les conditions sont réunies pour votre reprise : voir question précédente) ;
- faites toujours précéder votre entraînement par un échauffement de 15-20 minutes et commencez par des phases courtes d'effort intense ; vous augmenterez ensuite progressivement leur durée et leur intensité ;

4. La fréquence cardiaque maximale se calcule en retirant son âge au chiffre 220. Ce qui donne 200 battements par minute si vous avez 20 ans et seulement 140 si vous avez 80 ans.

• le fractionné sollicite davantage et plus brutalement les muscles et les articulations, au risque d'engendrer des douleurs. Si vous prenez une statine, ne l'accusez pas à tort et laissez passer trois jours de repos avant de doser votre CPK (voir page 150) ;

• si vous ne pratiquez pas régulièrement une activité physique, commencez par un exercice continu et modéré pendant 3-4 semaines ;

• au début, ne dépassez pas une séance en fractionné par semaine.

ÇA SE SOIGNE, DOCTEUR ?

Les traitements contre le cholestérol en excès

Est-ce qu'il existe des substances naturelles pour faire baisser le cholestérol ?

Les preuves cliniques d'un abaissement du LDLc n'ont été apportées que pour les stérols végétaux et la levure rouge de riz, mais il n'existe aucune étude de morbi-mortalité pour confirmer ces travaux.

Les **stérols végétaux (phytostérols)** sont des composants présents dans les fruits et les légumes. Leur structure est proche de celle du cholestérol, dont ils limitent l'absorption dans l'intestin par un mécanisme de compétition. De nombreux produits concentrés en stérols naturels sont commercialisés, en particulier des margarines d'origine végétale pour remplacer le beurre. Une consommation régulière à dose suffisante peut permettre de réduire le LDLc d'environ 10 %, mais l'efficacité varie beaucoup d'une personne à l'autre. Ces produits peuvent donc être considérés comme un soutien aux mesures diététiques, mais leur action reste très éloignée de celles des médicaments disponibles.

Utilisée dans la cuisine chinoise pour sa couleur et pour son goût, la **levure de riz rouge** contient de la monacoline, un composé qui agit comme les statines en bloquant l'HMG-CoA réductase (voir encadré page 146) et peut donc en avoir les mêmes effets secondaires. Elle permet une baisse du LDLc pouvant aller jusqu'à 20 %. Le principal obstacle à son efficacité est lié au fait qu'il n'existe aucune règle imposant une teneur minimale en monacoline dans les versions commercialisées ni aucune obligation, pour le producteur, d'indiquer cette teneur. Dans ces conditions, rien ne permet de savoir si le dosage est suffisant.

D'autres produits naturels peuvent avoir un effet de réduction du LDLc, mais le niveau de preuve chez l'homme est insuffisant. Citons en particulier la **berbérine**, traditionnellement utilisée dans la médecine chinoise et réputée agir sur la glycémie et sur le cholestérol par un mécanisme qui ressemble à celui des anti-PCSK9 (voir page 158), mais qui est très peu absorbée par voie orale.

Si j'ai un excès de LDL-cholestérol, est-ce que mon médecin me prescrira systématiquement des médicaments ?

Cela dépend essentiellement de quatre facteurs :

- **votre niveau de risque cardio-vasculaire :** s'il est très élevé et, surtout, si vous avez déjà fait une complication cardio-vasculaire la prescription d'un médicament sera systématique ;
- **la différence entre votre taux de LDLc et le niveau à atteindre :** plus elle est grande, plus la prescription médicamenteuse d'emblée sera justifiée ;
- **ce qui peut être espéré de la diététique :** c'est toujours difficile à estimer, mais si vous avez déjà une alimentation

pauvre en graisses animales, le bénéfice d'un « régime » risque d'être limité ; à l'inverse, si votre mode de vie est manifestement loin de l'idéal et que vous êtes décidé à l'améliorer, il est possible de donner une chance à vos bonnes résolutions, par exemple sur trois mois ;

- **votre motivation à changer votre mode de vie, ou vos réticences à prendre un médicament.**

Votre médecin fera le point avec vous et vous proposera la solution qui lui paraîtra adaptée à votre situation. N'hésitez pas à lui faire part de votre point de vue et de vos réticences éventuelles. La prévention ne fonctionne que si vous êtes convaincu de son intérêt.

Quels sont les types de médicaments contre le cholestérol et leur mode d'action ?

Il y a plusieurs façons de diminuer le LDL-cholestérol, donc plusieurs types de médicaments possibles, qui peuvent se conjuguer.

DIMINUER L'ABSORPTION INTESTINALE	DIMINUER LA SYNTHÈSE PAR LE FOIE	AUGMENTER L'ÉLIMINATION
Cholestyramine (voir page 156) Stérols végétaux (voir page 143) Ézétimibe (voir page 153)	Statines (voir page 147)	Fibrates (voir page 154) Anti-PCSK9 (voir page 157)

Lorsque l'on agit sur plusieurs mécanismes (au maximum trois), il est possible d'accroître de façon importante la baisse du LDLc. Aujourd'hui, l'association statine, ézétimibe et anti-PCSK9 est considérée comme la plus efficace, mais elle est réservée aux hypercholestérolémies familiales et aux patients à très haut risque cardio-vasculaire.

C'est quoi, une statine ?

C'est la première classe de médicaments qui permet une diminution importante du cholestérol. Elle a été développée il y a plus de trente ans (voir encadré). On trouve désormais plusieurs médicaments, dont le nom générique se termine toujours par statine : lovastatine, pravastatine, simvastatine, atorvastatine, rosuvastatine, etc.

UNE MOISISSURE QUI VAUT DE L'OR : LA PREMIÈRE STATINE

Vous avez certainement déjà vu cette moisissure vert-bleu qui se forme sur la peau d'une orange et se propage rapidement aux fruits voisins. Eh bien, c'est grâce à elle que la première statine a été découverte, ou plutôt grâce à une moisissure similaire développée sur du riz. Ce n'est d'ailleurs pas la première fois que des champignons ou des moisissures ont favorisé la découverte de médicaments. C'est ainsi d'ailleurs qu'Alexander Flemming a mis au point le premier antibiotique : la pénicilline. Cette histoire a inspiré le chercheur japonais Akira Endo, qui a mis en évidence, en 1972, la capacité d'une substance issue de moisissure à inhiber l'hydroxyméthylglutaryl-CoA réductase (HMG-CoA réductase), une enzyme qui joue un rôle clé dans la synthèse du cholestérol. Cette substance a été appelée « compactine ». La structure de cette substance ressemble à celle de l'HMGCoA dont elle détourne l'enzyme réductase (inhibition compétitrice). Les premières administrations de la compactine à l'homme ont débuté en 1978 chez des sujets atteints d'hypercholestérolémie familiale, avec des résultats significatifs publiés en 1980. Mais le développement de la compactine a été stoppé, car on a suspecté de possibles effets secondaires graves face à des cas de cancers chez des chiens soumis à de très fortes doses. Puis le laboratoire américain Merck a découvert une autre substance voisine de la compactine, la mévinoline, dont le nom a ensuite été changé en « lovastatine » (je ne sais pas pourquoi). Ce médicament a reçu en 1986 une autorisation de mise sur le marché par la Food and Drug Administration (États-Unis). D'autres statines ont rapidement suivi.

Comment agissent les statines ?

Cette classe de médicaments inhibe l'HMGCoA réductase, une enzyme clé de la synthèse du cholestérol, et diminue ainsi le taux de cholestérol circulant. Jusqu'à l'arrivée des inhibiteurs des PCSK9 (voir page 157), les statines ont constitué la thérapeutique la plus efficace contre le LDLc, et elles vont sans doute rester encore plusieurs années comme le traitement de référence pour l'hypercholestérolémie. Les différentes statines commercialisées se distinguent par leur durée d'action et, surtout, par leur capacité à diminuer le LDLc. J'ai récapitulé dans un tableau (voir page suivante) les statines actuellement disponibles et les doses usuelles. Il ne faut pas chercher à comparer ces doses entre elles.

TABLEAU SYNTHÉTIQUE DES STATINES DISPONIBLES

	ATORVASTATINE	FLUVASTATINE	LOVASTATINE	PRAVASTATINE	ROSUVASTATINE	SIMVASTATINE
Nom commercial	Tahor®	Lescol®		Vasten® Elisor®	Crestor®	Zocor®
Doses	10-80 mg	20-80 mg	10-40 mg	10-40 mg	5-40 mg	10-40 mg
Efficacité sur le LDLc	++	+	+	+	++	+
Étude de prévention	Oui	Oui	Oui	Oui	Oui	Oui

+ réduction de 30 à 50 % du LDL-cholestérol.

++ réduction de plus de 50 %.

Quels sont les principaux avantages des statines ?

Le traitement par statine permet une réduction importante du LDLc, qui se traduit par une diminution significative des événements cardio-vasculaires (– 20 % par millimole de LDLc, soit 0,387 g/l) et de la mortalité globale (– 10 %). L'efficacité est plus ou moins prononcée selon la statine, avec également des variations individuelles importantes. Les statines permettent aussi une réduction modérée des triglycérides. Elles ont en revanche peu d'action sur l'amélioration du HDLc et aucune sur la pression artérielle.

Quels sont les contre-indications et les principaux effets secondaires des statines ?

Les statines sont contre-indiquées en cas d'atteinte du foie évolutive et chez la femme enceinte.

Elles sont, dans l'ensemble, très bien supportées mais peuvent induire des effets indésirables dont certains, exceptionnels, peuvent être graves :

- complications musculaires (voir page 150) ;
- risque de diabète ;
- atteinte hépatique. Il s'agit d'une complication très rare (1/100 000 patients traités), et les formes graves sont exceptionnelles. Le dosage des enzymes hépatiques sous statine n'est pas recommandé si le patient ne présente aucun symptôme.

D'autres effets secondaires (cataracte, troubles cognitifs, augmentation des risques d'AVC hémorragique) ont pu être attribués aux statines par certaines études, mais sans véritable preuve. Le rapport bénéfice-risque est très largement en faveur de l'utilisation des statines : un verre de vin tous les jours vous fait courir beaucoup plus de risques qu'un comprimé de statine !

Par ailleurs, les analyses portant sur de larges populations ne montrent aucune augmentation de mortalité qui pourrait être attribuée aux effets indésirables des statines.

Quelles sont les complications musculaires qui peuvent être provoquées par les statines ?

Elles se présentent sous la forme de douleurs musculaires qui touchent le plus souvent les cuisses, les fesses et les muscles du dos, avec une sensation de faiblesse. Elles surviennent en général 4-6 semaines après le début du traitement ou après une augmentation de la dose. Elles s'accompagnent typiquement d'une élévation de la créatine phosphokinase (CPK), une enzyme musculaire libérée par les cellules musculaires en cas de traumatisme (il suffit d'un effort intense pour les augmenter) et que l'on peut doser dans le sang. Il faut alors arrêter le traitement, car il comporte un risque de rhabdomyolyse (voir encadré) qui peut être très grave. Ce risque est nettement majoré en cas d'association de la statine avec un fibrate (voir page 154), en particulier le gemfibrozil. Cette association a des indications très limitées et doit être surveillée étroitement.

LA RHABDOMYOLYSE

Cette atteinte aiguë des muscles peut avoir des causes très différentes : immobilisation prolongée avec compression des muscles à la suite d'un accident, exercice très intense et prolongé, infection toxique. La mort des fibres musculaires comprimées et non irriguées va libérer dans le sang différents composants du muscle dont certains (myoglobine) sont toxiques pour le rein quand ils sont libérés en grande quantité. On observe aussi une libération importante de potassium, qui peut entraîner des troubles graves du rythme cardiaque.

Le diagnostic repose sur les circonstances et sur le dosage des CPK, qui sont très élevées. Une prise en charge médicale précoce permet en général de guérir le patient, mais décès et séquelles sont possibles. L'incidence sous statine est estimée à 4 cas pour 100 000 patients et par année de traitement, mais elle est dix fois plus élevée avec la cérivastatine, qui n'est donc plus commercialisée.

C'est la plus grande fréquence de rhabdomyolyses qui a motivé le retrait de la cérivastatine (voir encadré page 190). Cet événement a indiscutablement contribué à semer le doute sur la sécurité des statines (voir page 185). Il faut cependant comprendre que cet effet secondaire, qui peut être effectivement mortel s'il n'est pas correctement géré, est en fait très rare. La difficulté est que les douleurs musculaires sont fréquentes et leur attribution aux statines est souvent faite à tort. Il y a indiscutablement un effet nocebo (le contraire de l'effet placebo, c'est-à-dire un effet psychologique ou physiologique négatif lié à la prise d'une substance).

La conduite la plus raisonnable, en cas de douleur musculaire, est d'arrêter la statine jusqu'à la disparition des symptômes et de reprendre un traitement avec une autre statine, en commen-

LES FACTEURS QUI AUGMENTENT LE RISQUE D'ATTEINTE MUSCULAIRE SOUS STATINE

FACTEUR	NATURE	COMMENTAIRE
Médicaments	Fibrates (gemfibrozil en particulier) associés à la prise de statine.	Association d'utilisation très restreinte.
	Médicaments interférant avec les cytochromes p450	Ne concerne que lovastatine, simvastatine et atorvastatine. En parler avec votre médecin.
	Cyclosporine (médicament antirejet).	En parler avec votre médecin.
Maladies	Insuffisance rénale sévère.	Prescription possible avec surveillance.
	Hypothyroïdie non traitée.	Prescription possible avec surveillance.
Autres	Consommation excessive d'alcool.	Voir page 129.

çant par la dose la plus faible ; celle-ci pourra être augmentée progressivement dans un second temps, en fonction de l'objectif à atteindre. Si des douleurs musculaires apparaissent de nouveau, un dosage des CPK sera réalisé (il faut absolument éviter les efforts intenses dans les jours qui précèdent).

Le tableau suivant énumère les facteurs qui peuvent augmenter le risque d'atteinte musculaire sous statine. La présence d'un ou plusieurs de ces facteurs n'est pas une contre-indication à l'utilisation des statines, mais doit inciter à un dosage des CPK en cas de doute.

Comment agit l'ézétimibe (Ezetrol)?

Ce médicament diminue l'absorption du cholestérol au niveau de l'intestin. Il est prescrit seul ou en association avec une statine. Il existe plusieurs associations statine-ézétimibe permettant de réduire le nombre de comprimés.

NOM COMMERCIAL	Inegy®	Liptruzet® Reselip®	Liporosa® Suvreza® Twicor®
ASSOCIATION	Simvastatine (20 ou 40 mg) et ézétimibe (10 mg)	Atorvastatine (10, 20, 40 ou 80 mg) et ézétimibe (10 mg)	Rosuvastatine (10 ou 20 mg) et ézétimibe (10 mg)

Quels sont les principaux avantages de l'ézétimibe ?

Ce médicament permet une réduction d'environ 20 % du LDL-cholestérol, qui peut atteindre 60 % quand il est combiné à une statine. L'efficacité, sur les complications cardio-vasculaires, de la baisse de LDLc avec l'ézétimibe a été prouvée par l'étude de prévention IMPROVE-IT[5]. Ce médicament est cependant moins efficace que les statines. Il peut toutefois être utilisé seul quand les statines ne sont pas tolérées. En effet, ce médicament n'a que très peu d'effets secondaires.

Quels sont les contre-indications et les principaux effets secondaires possibles de l'ézétimibe ?

La seule contre-indication est la grossesse. Cette classe thérapeutique est, dans l'ensemble, très bien supportée.

C'est quoi, un fibrate ?

C'est un médicament utilisé depuis les années 1960 pour traiter les hyperlipidémies. Il est surtout efficace pour réduire le taux de triglycérides. Son utilisation a beaucoup diminué depuis la commercialisation des statines, d'autant plus que les études de prévention ne montrent pas de bénéfice convaincant sur les complications cardio-vasculaires et la mortalité globale. Les fibrates peuvent garder un intérêt dans les hyperlipidémies

---

5. *Improved Reduction of Outcomes : Vytorin Efficacy International Trial.*

mixtes (triglycérides et cholestérol) et les hypertriglycéridémies sévères qui exposent à un risque de pancréatite aiguë.

Il y a plusieurs médicaments. En général, leur nom se termine par « fibrate » : bézafibrate, cipofibrate (Lipanor®), clofibrate, fénofibrate (Lipanthil®), pémafibrate, etc. Avec une exception : le gemfibrozil (Lipur®).

Quels sont les principaux avantages des fibrates ?

Ils permettent une réduction d'environ 20 % du LDLc, mais leur action est surtout marquée sur les triglycérides.

Quelles sont les contre-indications et les principaux effets secondaires possibles des fibrates ?

Ces médicaments sont contre-indiqués en cas d'insuffisance hépatique ou d'insuffisance rénale sévère.

Ils peuvent provoquer des atteintes musculaires, en particulier le gemfibrozil, qui ne doit pas être associé à une statine (voir page 150). Ils peuvent majorer légèrement le taux de créatinine dans le sang sans que la fonction rénale soit réellement altérée. Exceptionnellement, ils peuvent être à l'origine de pancréatite (inflammation du pancréas).

C'est quoi, la cholestyramine ? Comment agit-elle ?

C'est une résine chélatrice qui séquestre les acides biliaires (voir page 41) riches en cholestérol, voie d'élimination par le foie des excès de cholestérol (voir page 35). En effet, ces acides biliaires passent dans le tube digestif avec la bile, mais une partie du cholestérol reste dans l'intestin. La résine permet son élimination dans les selles.

C'est l'un des premiers médicaments utilisés pour faire baisser le cholestérol. Il est peu utilisé aujourd'hui, même s'il garde un intérêt certain. Il est commercialisé en France sous le nom de Questran®.

Quels sont les principaux avantages de la cholestyramine ?

Ce médicament permet une réduction du LDLc qui dépend de la dose administrée, autour de 15 % pour une dose de 12 g/j (1 sachet de 4 g matin, midi et soir). Il se présente sous forme de poudre à dissoudre dans l'eau. Son efficacité a été montrée par des études de prévention, mais ses principaux inconvénients résident dans sa prise un peu compliquée et, surtout, dans ses effets secondaires, sans danger mais parfois très gênants.

Quels sont les contre-indications et les principaux effets secondaires possibles de la cholestyramine ?

Il y a très peu de contre-indications pour ce médicament, qui n'est pas absorbé par l'organisme et peut donc être prescrit à la femme enceinte (c'est le seul dans ce cas). Il contient cependant de l'aspartam (un faux sucre), qui ne doit pas être consommé par les patients ayant une phénylcétonurie (maladie génétique rare).

Parmi les effets secondaires possibles, cette résine entraîne souvent des désordres intestinaux : gaz, flatulences ou constipation, qui conduisent beaucoup de patients à y renoncer. Mais il n'y a aucun effet secondaire grave. Ce médicament peut toutefois interférer avec l'absorption d'autres médicaments et il est préférable de le prendre à distance d'autres molécules (4 heures avant ou 1 heure après). Pris sur le long terme, il peut limiter l'absorption des vitamines liposolubles, en particulier de la vitamine K, qui joue un rôle important dans la coagulation du sang. Pour les patients sous médicaments anticoagulants et anti-vitamine K (coumarine), la surveillance par INR devra être régulière.

C'est quoi, un inhibiteur des PCSK9 ?

Il s'agit de la dernière classe de médicaments développée pour faire baisser le LDL-cholestérolc. Ces anticorps monoclonaux sont injectés par voie sous-cutanée (tous les 15 jours), au moyen d'un stylo pré-rempli. L'injection est très facile et peut même être pratiquée par le patient.

Il y a actuellement deux médicaments de cette classe dans le commerce : l'évolocumab (Repatha®) et l'alirocumab (Praluent®).

Comment agissent les anti-PCSK9 ?

La proprotéine convertase subtilisine/kexine de type 9 (vous comprenez pourquoi tout le monde se contente de l'abréviation PCSK9 !) bloque les récepteurs qui permettent au foie de récupérer l'excès de cholestérol-LDC, contribuant ainsi à ralentir la capture et la dégradation des particules de LDL. Cette découverte est récente (2003) et la technique des anticorps monoclonaux a permis de développer en un temps record un traitement efficace. Les premiers résultats des études faites sur l'homme datent en effet de 2014.

Quels sont les principaux avantages des anti-PCSK9 ?

Cette classe thérapeutique est actuellement l'une des plus puissantes sur le cholestérol, avec une possible réduction de 50-60 % du LDLc lorsqu'elle est utilisée seule. Elle permet aussi une réduction de l'apolipoprotéine B (voir page 54) et de la lipoprotéine (a) (voir page 55) à un niveau que n'atteignent pas les statines. Quand un anti-PCSK9 est ajouté à une statine, la baisse du LDLc s'accroît encore d'environ 60 %. Dans une étude faite sur des patients à très haut risque cardio-vasculaire dont la majorité étaient sous statine et présentaient un LDLc de 90 mg/l en moyenne, l'adjonction d'évolocumab a permis de ramener ce taux à 30 mg/l.

L'administration d'anti-PCSK9 est associée par ailleurs à une réduction importante des complications cardio-vasculaires (dans la proportion attendue pour la baisse de LDLc obtenue), mais aucun effet significatif sur la mortalité n'a été mis en valeur. Cela s'explique probablement par le fait que les deux études entreprises à ce jour (FOURIER[6] et ODYSSEY OUTCOME) ont eu une durée trop courte (2,2 ans pour la première et 2,8 ans pour la seconde). L'analyse des patients d'ODYSSEY ayant eu un suivi d'au moins 3 ans montre en effet une réduction de la mortalité.

Signalons aussi que le traitement par anti-PCSK9 comporte une injection toutes les 2 à 4 semaine, ce qui peut améliorer l'observance (voir page 180).

Cette classe de médicaments semble donc promise à un grand avenir, mais le recul reste encore limité et le coût très important de ce traitement (472 euros par mois pour le Praluent® et 218 euros par mois pour le Repatha®) en restreint pour le moment l'utilisation à des indications très précises : hypercholestérolémie familiale ou très haut risque vasculaire, avec un LDLc au-dessus des objectifs malgré l'association statines-ézétimibe ou une contre-indication avérée à l'usage des statines. Le remboursement est soumis à l'obtention d'un accord préalable de la Sécurité sociale. D'autres voies d'inhibition des PCSK9 sont à l'étude.

---

6. *Further Cardiovascular Outcomes Research with PCSK9 Inhibition in Subjects with Elevated Risk.*

Quels sont les contre-indications et les principaux effets secondaires possibles des anti-PCSK9 ?

Il n'y a aucune contre-indication en dehors de la grossesse, et peu d'effets secondaires connus à ce jour. Cette classe ne semble pas augmenter le risque de diabète, malgré la baisse importante du LDLc.

Il peut y avoir une petite réaction au point d'injection, avec démangeaisons. Les réactions allergiques plus sévères sont rares.

LES ANTICORPS MONOCLONAUX, NOUVELLE ARME THÉRAPEUTIQUE

Les anticorps sont des éléments essentiels de nos défenses contre les microbes et, de façon plus large, contre toute substance qui nous est étrangère. En présence d'une substance étrangère dans le sang, notre système immunitaire fabrique des anticorps destinés à neutraliser cette substance. Cette réaction prend du temps. Elle permet de combattre naturellement l'infection et nous rend plus à même de lutter contre une nouvelle attaque du même microbe. C'est le principe de la vaccination.

Il est maintenant possible de fabriquer, à partir de cultures cellulaires, des anticorps dirigés contre une cible bien définie : une cellule cancéreuse, enzyme qui joue un rôle toxique pour notre organisme. Cette technique a été inventée en 1975 par Georges Köhler et César Milstein (elle leur a valu un prix Nobel en 1984), et perfectionnée par la suite.

La première étape est l'induction d'une réaction immunitaire chez l'animal (la souris le plus souvent). Si la cible n'induit pas spontanément une réaction immunitaire, il est possible de la déclencher en couplant la cible à des molécules provoquant ce type de réaction. L'animal va alors développer des anticorps grâce aux cellules dont c'est le travail : les lymphocytes. Ces lymphocytes sont ensuite prélevés et fusionnés avec des cellules cancéreuses (myélome) qui ont la possibilité de se reproduire indéfiniment, mais pas de fabriquer des anticorps. Cette fusion crée une cellule hybride (hybridome) mise en culture. Il faudra ensuite sélectionner les cellules hybrides qui sécrètent un anticorps exclusivement spécifique de la cible, et la multiplication de ce clone permettra de produire en grande quantité cet anticorps dit monoclonal. Tous les produits ainsi créés ont un nom qui se termine par « mab » (pour *monoclonal antibody*). Il est ensuite possible de déterminer la séquence du gène à l'origine de la production d'anticorps pour le modifier et « l'humaniser » (c'est-à-dire de lui permettre de fabriquer des anticorps ayant les caractéristiques humaines et non celles de la souris), afin de ne pas déclencher de réactions allergiques chez le patient.

La création et la production d'anticorps monoclonaux sont des processus longs et coûteux, d'autant plus qu'il faudra ensuite vérifier par des études cliniques leur tolérance, leur spécificité (il faut qu'ils s'attaquent uniquement à la cible prévue sans avoir d'autres effets indésirables) et leur efficacité. Les anticorps monoclonaux ont aujourd'hui beaucoup d'applications : traitement de certains cancers, de certaines maladies inflammatoires (polyarthrite rhumatoïde), de certaines infections (on en a beaucoup parlé dans le contexte de la Covid-19), sans oublier le cholestérol. Et ce n'est sans doute que le début.

Certaines études ne montrent pas de bénéfice des traitements sur la réduction du cholestérol. Comment l'expliquer ?

La recherche clinique est un exercice difficile, faite par des humains sur des humains, et les causes d'échec sont nombreuses.

Une étude sur un nouveau traitement vise à montrer que ce dernier fait mieux que l'absence de traitement (mais il y a toujours des biais possibles), ou qu'un traitement placebo, ou encore qu'un traitement reconnu comme efficace. L'idéal est une étude contre placebo en double aveugle (voir encadré page 184). Mais le fait d'accepter de participer à une étude change un peu le comportement du patient et du médecin. Le médecin sera plus attentif à son patient, et le patient plus attentif à ses conseils et à sa maladie. C'est pourquoi on peut observer, dans le groupe placebo, un effet qui peut réduire le bénéfice relatif du traitement étudié.

Par ailleurs, une étude va aussi chercher à vérifier s'il y a moins de complications (cardio-vasculaire, dans le cas du cholestérol) dans le groupe qui reçoit le nouveau traitement par rapport au groupe placebo ou au groupe de contrôle (c'est-à-dire soumis au traitement de référence). Il faudra donc estimer, avant le début de l'étude, le nombre d'événements dans le groupe de contrôle et la diminution attendue dans le groupe étudié. À la fin de l'étude, pour que l'efficacité du nouveau traitement soit reconnue, il faudra que la différence entre les deux groupes soit significative avec des tests statistiques prévus à l'avance. Le nombre d'événements attendus dépend du niveau de risque des patients à l'entrée dans l'étude, de la durée prévue de l'étude et du nombre de patients que l'on peut espérer recruter. La différence entre les deux groupes dépendra de la baisse effective du cholestérol chez les patients traités, elle-même conditionnée par l'observance des patients, qui tend à se réduire avec le temps. Tout cela aboutit à un calcul savant, avec une marge d'erreur liée à des éléments triviaux : plus une étude requiert de patients volontaires, plus il faudra de centres participant au recrutement avec une logistique adaptée ; plus l'étude sera longue, plus elle sera difficile à maintenir, en particulier pour les patients ; plus il faut de patients, plus l'étude sera longue et coûteuse. Rajoutez à cela tout ce qui n'a pu être prévu et vous comprendrez que plusieurs études n'arrivent pas à un effectif suffisant pour montrer une différence significative. Mais cela ne signifie pas que le nouveau traitement est dépourvu d'effet, comme l'a montré l'exemple de l'étude FIELD en 2005 (voir encadré ci-dessous).

Soulignons enfin qu'un nouveau médicament peut réduire le cholestérol, mais avoir d'autres effets indésirables qui limitent un éventuel bénéfice sur les complications.

L'ÉTUDE FIELD : UN EXEMPLE D'ÉTUDE NÉGATIVE

Cette étude était destinée à étudier la prévention primaire et secondaire chez des patients diabétiques de type 2 (non insulinodépendants) dans 63 centres de santé en Australie, en Nouvelle-Zélande et en Finlande. 9 795 patients ont été tirés au sort pour recevoir, en double aveugle, soit un placebo, soit du fénofibrate (200 mg/j). Le suivi prévu était de cinq ans au minimum, de manière à obtenir au moins 500 décès d'origine cardiaque ou infarctus du myocarde non mortels (critère principal). À la fin de l'essai, 80 % des patients étaient encore sous fénofibrate ou sous placebo, mais deux fois plus de patients du second groupe avaient été placés sous statine. Le critère principal a été réduit de 11 % sous fénofibrate comparativement au placebo, mais sans atteindre le seuil de signification statistique. L'étude est donc considérée comme négative, d'autant plus que le nombre de décès de toutes causes était similaire dans les deux groupes. Il y avait pourtant 25 % d'infarctus non mortels en moins sous fibrate par rapport au placebo. Une étude peut donc être négative alors qu'il existe un effet avéré. Cette négativité a pu être liée à une plus grande utilisation de statine dans le groupe placebo et à l'arrêt du traitement par les patients dans 20 % des cas.

CHOLESTÉROL AU LONG COURS

Le traitement en questions

Je n'ai pas de cholestérol, mais mon médecin m'a prescrit un traitement. Pourquoi ?

D'abord, vous avez du cholestérol, et fort heureusement, car il est indispensable à votre santé (voir page 36). Si votre médecin vous propose un traitement malgré un taux de LDL-cholestérol bas (en tout cas au-dessous des normes habituelles), c'est parce que votre niveau de risque cardio-vasculaire (voir page 80) est élevé. Peut-être avez-vous déjà fait un accident cardio-vasculaire (infarctus du myocarde, AVC, etc.), à moins que vous accumuliez plusieurs facteurs de risque (tabac, hypertension artérielle, diabète, antécédents familiaux d'accidents cardio-vasculaires précoces, etc.). Dans ces deux cas, plus le HDLc sera bas, moins votre risque sera élevé. Mais il faudra aussi agir sur les autres facteurs de risque modifiables.

Quels sont les effets attendus des divers moyens de diminuer le LDL-cholestérol ?

Voici, en moyenne, les améliorations attendues :

- supplémentation en oméga-3 : 0 % ;
- mesures hygiéno-diététiques : 5 à 10 % ;

- fibrates : 5 à 10 % ;
- ézétimibe : 15 à 20 % ;
- statines : de 10 à 55 % selon la statine et la dose ;
- anti-PCSK9 : 50 à 60 %.

L'association de deux médicaments (statine et ézétimibe ou statine et anti-PCSK9) augmente encore l'efficacité. Les effets de la diététique sont souvent insuffisants, ce qui explique que la mise en place d'un traitement médicamenteux est souvent nécessaire d'emblée chez les sujets à risque élevé.

LES EFFETS BÉNÉFIQUES DU TRAITEMENT SONT PROPORTIONNELS À LA BAISSE DU LDLC ET À LA DURÉE DE CETTE BAISSE

L'analyse de l'ensemble des résultats des différents essais thérapeutiques contrôlés en matière de cholestérol (méta-analyse) permet de constater une diminution des complications cardio-vasculaires qui dépend de la valeur initiale du LDLc, de l'importance de sa réduction et de la durée du suivi, donc de la durée de la réduction du LDLc. Avec ce genre d'analyse, les résultats de toutes les études se rapprochent d'une droite descendante qui illustre la réduction des complications cardio-vasculaire en fonction de ces éléments : indépendamment du médicament employé, c'est bien l'importance de baisse du LDLc et la durée de cette baisse qui protègent. Même les complotistes les plus acharnés auraient du mal à expliquer comment des études faites dans des pays différents, des populations différentes, avec des équipes différentes et des médicaments différents, pourraient arriver à une telle concordance.

Est-ce que le LDLc peut devenir trop bas sous traitement ?

C'est une question qu'il est légitime de poser avec l'utilisation de médicaments de plus en plus efficaces et leur combinaison. Pour le moment en tout cas, rien n'indique que le LDLc puisse devenir trop bas. Et plusieurs arguments permettent de penser que des taux autour de 30 mg/l sont sans danger.

• Nous naissons avec un taux de LDLc bas (autour de 30 mg/l, mais des taux aussi bas que 6 mg/l ont pu être observés chez des nouveau-nés), ce qui est probablement suffisant. L'augmentation est assez rapide dans la première année, avec un taux de LDLc autour de 60 mg/l en moyenne, mais avec une grande variabilité qui dépend sûrement de l'alimentation (les taux les plus bas restent autour de 30 mg/l). Ensuite, le taux augmente plus doucement jusqu'à la puberté. Et plus le temps passe, plus le mode de vie compte (alimentation et activité physique ; voir pages 109-138).

• Un taux 30 mg/l est retrouvé chez les singes. Eux aussi ont besoin de cholestérol et leur métabolisme ressemble beaucoup au nôtre, mais, à la différence de l'être humain, ils sont végétariens.

• Plusieurs anomalies génétiques s'accompagnent de taux de LDLc très bas, le plus souvent sans conséquences néfastes.

• Les études récentes, en particulier avec les inhibiteurs des PCSK9, montrent que des baisses majeures du LDLc autour de 30 mg/l n'ont pas d'effets indésirables.

• Le LDLc n'est qu'un mode de transport du cholestérol. Un taux bas ne traduit pas forcément un manque de disponibilité du cholestérol pour les besoins de l'organisme.

J'ai du diabète. Est-ce que je dois prendre systématiquement un traitement contre le cholestérol ?

Pas obligatoirement mais c'est très souvent nécessaire. Le diabète fait partie des facteurs de risque majeur, et les complications cardio-vasculaires liées à l'athérosclérose sont la première cause de mortalité chez les diabétiques. Mais la prise en charge de plus en plus efficace de l'hyperglycémie dans le diabète a conduit à une amélioration de la situation ces dernières années.

Pour les personnes atteintes de diabète de type 1 (dites aussi insulinorequérantes), le dosage de l'hémoglobine glyquée, l'auto-mesure de la glycémie, les capteurs glycémiques ou les pompes à insuline sont autant de progrès qui leur permettent de gérer correctement leur insuline et d'avoir un taux de sucre dans les limites de la normale (ni trop haut ni trop bas). S'il n'y a pas d'autres facteurs de risque associé (en particulier hypertension artérielle et tabagisme), si le patient est jeune et a une activité physique régulière, son niveau de risque peut être considéré comme modéré, et la cible du LDLc sera 1 g/l, ce qui peut être atteint grâce à la diététique. Mais le risque augmente mécaniquement à mesure que le patient vieillit, et les recommandations européennes considèrent tout diabétique de type 1 comme à haut risque après 35 ans.

De son côté, le diabète de type 2 s'accompagne presque toujours de surpoids et d'hypertension artérielle, qui précèdent souvent le diabète de plusieurs années. Dès 50 ans, cette maladie est considérée comme à haut risque. Il existe très souvent une hypertriglycéridémie associée, ce qui implique un dosage des lipides à jeun et la prise en compte du cholestérol non HDL plutôt que du LDL-cholestérol. Le traitement médicamenteux par statine (voir page 147) est pratiquement la règle, sauf si le sujet est prêt à mettre en place les mesures hygiéno-diététiques de prévention (voir pages 109-138). Celles-ci peuvent parfois guérir ce type de diabète quand une perte de poids importante a pu être obtenue. C'est le cas en particulier pour les patients avec une obésité morbide qui ont pu bénéficier d'une chirurgie permettant une perte de poids importante. Malheureusement, l'arrêt des mesures diététiques et la reprise de poids se traduiront immanquablement par une reprise du diabète. L'hypertriglycéridémie est quelquefois tellement importante que les statines ne permettent pas de la réduire et qu'il faudra envisager de les associer à des fibrates (sauf le gemfibrozil), avec un risque accru de complications musculaires (voir page 150) ou hépatiques (voir page 149). Dans cette indication, de nouveaux fibrates potentiellement mieux supportés sont à l'étude.

J'ai du diabète. Est-ce que je dois éviter les statines ?

Le traitement par statines augmente modérément le taux de sucre dans le sang (glycémie). Chez des sujets à risque de diabète (antécédents familiaux de diabète, surcharge pondérale, hypertriglycéridémie, hypertension artérielle), ce médicament peut contribuer à l'installation de la maladie. Le risque est estimé à 1 cas pour 1 000 par année de traitement. Ce n'est pas négligeable, mais le bénéfice en matière de protection face aux complications cardio-vasculaires l'emporte sur ce risque, y compris si le patient devient diabétique.

L'augmentation de la glycémie sous statine pourrait être en rapport avec une baisse importante du LDL-cholestérol et se retrouver avec d'autres médicaments, comme les inhibiteurs des PCSK9. Cela n'a pas été observé à ce jour pour ces derniers, mais nous n'avons pas encore assez de recul vis-à-vis de cette nouvelle thérapeutique.

Je suis hypertendu. Est-ce que je dois prendre un traitement contre le cholestérol ?

L'hypertension artérielle est un facteur de risque important et fréquent. Comme l'hypercholestérolémie, elle ne cause en général aucun symptôme, d'où son surnom de « tueur silencieux » et l'importance de son dépistage. Mais le seul fait d'être hypertendu ne suffit pas à prescrire un traitement contre le cholestérol, tout dépendra du niveau de risque cardio-vasculaire. Voici quelques points importants à connaître.

- Si vous êtes hypertendu, le dosage du cholestérol doit être fait systématiquement dès la découverte de l'hypertension, et un traitement est sans doute nécessaire quand le LDL dépasse 1,3 g/l malgré les mesures diététiques. De la même façon, si vous avez une hypercholestérolémie, le suivi régulier de votre pression artérielle est important.

• L'HTA est un facteur important dans la constitution des lésions de l'athérosclérose (voir page 67). Ce n'est sans doute pas un facteur suffisant pour enclencher le mécanisme, à la différence du cholestérol, mais c'est un élément essentiel dans la progression des lésions. Les artères où la pression est basse ne développent pas d'athérosclérose. Donc, si vous avez trop de cholestérol, le maintien d'une pression normale (autour de 120-130/80 mmHg) est très important. Les mesures diététiques (voir pages 112-132) peuvent également améliorer la situation, associées à la pratique d'une activité régulière (voir page 133-138) et à une faible consommation de sel et d'alcool (voir page 129).

• Les traitements de l'hypertension ne présentent pas, en général, d'interaction avec ceux du cholestérol, et les deux peuvent cohabiter sans problème. Il y a même des spécialités associant un traitement antihypertenseur et une statine (atorvastatine-amlodipine). Une exception cependant : le vérapamil augmente parfois l'effet des statines influencées par le cytochrome p450. Cependant, cet effet reste négligeable pour des doses modérées de ces statines. En revanche, certains médicaments contre l'hypertension peuvent provoquer des douleurs musculaires qu'il ne faudra pas mettre trop vite sur le compte des statines (voir page 150). C'est le cas, en particulier, des diurétiques, surtout quand ils entraînent une déshydratation ou un manque de potassium.

J'ai une insuffisance rénale et trop de cholestérol. Que dois-je faire ?

Cela dépend du stade et de la nature de votre atteinte rénale, dont la gravité dépend de deux mesures : le débit de filtration glomérulaire et la présence d'albumine dans les urines. Pour chaque groupe, ce dernier facteur va augmenter le risque d'aggravation de la fonction rénale et les complications cardio-vasculaires.

- Pour les groupes 1 et 2 (voir tableau), le risque cardio-vasculaire dépend des facteurs de risque (voir page 80) et de l'index SCORE (voir page 82).
- Pour le groupe 3, il est considéré comme élevé de principe et pourra être très élevé si deux autres facteurs de risque s'ajoutent.
- Les groupes 4 et 5 sont à risque très élevé, même en l'absence d'autres facteurs de risque. En effet l'insuffisance rénale est en elle-même un facteur de risque important.

	DÉBIT DE FILTRATION GLOMÉRULAIRE (DFG)[7]	VALEUR DE LA DFG (ML/MIN/1,73M²)	RISQUE CARDIO-VASCULAIRE
Groupe 1	Normal	Supérieure à 90	Dépend des facteurs de risque associés
Groupe 2	Légèrement réduit	Entre 60 et 80	
Groupe 3	Modérément réduit	Entre 30 et 59	Élevé
Groupe 4	Sévère	Entre 15 et 30	Très élevé
Groupe 5	Terminal	Inférieure à 15	

7. Ce tableau reprend la classification dite KDIGO-2012, universellement utilisée.

Un bilan lipidique doit être réalisé chez tout patient insuffisant rénal. Si vous avez une insuffisance rénale modérée (groupe 3) et plus de 50 ans, la prescription d'une statine est recommandée, avec un objectif de LDLc inférieur à 0,7 g/l et l'adjonction d'ézétimibe si nécessaire. Le protocole est identique si vous avez moins de 50 ans et d'autres facteurs de risque associés. Le choix de la statine se portera de préférence sur la pravastatine ou la rosuvastatine, dont le métabolisme est moins influencé par les médicaments prescrits généralement en cas d'insuffisance rénale. Les doses doivent rester modérées pour éviter les complications musculaires, d'où l'intérêt d'une association systématique avec l'ézétimibe.

Si vous avez une insuffisance rénale sévère, la recommandation reste la même. Cependant, comme les études réalisées avec des statines dans cette population ne sont pas très concluantes, ce traitement mérite d'être discuté avec votre néphrologue pour peser le pour et le contre. Si vous êtes dialysé, le traitement par statine n'est pas prescrit systématiquement, mais il peut être envisagé au cas par cas, après en avoir débattu avec votre cardiologue et votre néphrologue. Il faut souligner que l'atteinte rénale semble largement prévaloir sur l'effet du cholestérol dans les populations ayant une insuffisance sévère ou dialysées, et le bénéfice de la réduction du cholestérol est donc plus difficile à démontrer. Enfin, le meilleur moyen de ralentir la dégradation de la fonction rénale est d'avoir une pression artérielle normale, ce qui nécessite souvent un traitement adapté.

J'ai plus de 70 ans. Est-il conseillé de continuer (ou de démarrer) un traitement par statine ?

Oui, tout à fait. Même à cet âge, la diminution du LDLc peut être bénéfique, alors que les prescriptions et l'observance du traitement par statine diminuent.

Cependant, pour les traitements du cholestérol, il n'y a pas encore eu d'étude ciblant spécifiquement la population âgée (mais il y en a une en cours). Dans les publications existantes, la population âgée est peu représentée (8 %), mais une méta-analyse des études publiées portant sur les plus de 75 ans souligne la persistance d'un effet protecteur des statines chez les sujets âgés, surtout s'ils ont déjà présenté une complication cardio-vasculaire. Une autre étude a montré qu'un arrêt brutal des statines chez des patients de plus de 65 ans augmente significativement le risque de complications cardio-vasculaires. Il paraît donc légitime de poursuivre une statine après 75 ans quand le patient a déjà présenté un accident cardio-vasculaire. Il semble en revanche plus discutable de commencer un traitement par statine en l'absence de complications cardio-vasculaires, car il y a un risque un peu plus important d'effets secondaires. Si un tel traitement doit être envisagé, il devra être débuté à faible dose et augmenté progressivement en fonction des objectifs et de la tolérance.

Quoi qu'il en soit, l'important est de garder une activité physique régulière adaptée à vos capacités et d'avoir une alimentation équilibrée, ni trop grasse ni trop sucrée.

LES OBSTACLES À LA PRÉVENTION

Inertie thérapeutique et défaut d'observance

Quels sont les principaux obstacles à la prévention ?

On les rencontre dans tous les domaines de la prévention où un traitement quotidien est nécessaire : hypercholestérolémie, hypertension artérielle et diabète de type 2. Les deux plus grands obstacles sont l'inertie thérapeutique et un défaut d'observance. Le premier dépend du médecin, le second du patient. Mais, dans les deux cas, la solution repose sur vous !

Comment expliquer l'inertie thérapeutique ? Et que faire ?

Cette réticence du médecin à renforcer le traitement quand le patient n'atteint pas les objectifs a plusieurs causes possibles, certaines étant plus acceptables que d'autres. Souvent, il y a la crainte que la majoration du traitement augmente ses effets secondaires et se solde par un mauvais suivi. Il peut aussi y avoir une méconnaissance des objectifs, ces derniers variant régulièrement en fonction des résultats des études (c'est particulièrement vrai pour le cholestérol). N'oublions pas, enfin, l'engrenage de la routine et du manque de temps.

Quelles que soient les raisons, c'est vous qui détenez la solution. Si vous connaissez le taux de LDL-cholestérol à atteindre en fonction de votre niveau de risque, vous pouvez engager le dialogue avec votre médecin sur les moyens d'y arriver. Cette initiative le rassurera sur votre capacité à accepter les modifications du traitement.

Je ne prends pas toujours tout ou partie de mon traitement. Que dois-je faire ?

Il n'y a pas de réponse simple à ce problème. Nous l'appelons une mauvaise observance du traitement, et elle peut exister quelle que soit la maladie. Elle est cependant plus fréquente en prévention, en raison de l'absence de symptômes.

La première étape est d'essayer de comprendre pourquoi vous avez une mauvaise observance. Il y a plusieurs raisons possibles (mais la liste qui suit n'est pas exhaustive) qui appellent certaines réponses.

- **Vous oubliez de prendre votre traitement.** Si c'est l'heure de prise indiquée par le médecin qui pose problème, il suffit d'en changer. Les médicaments contre le cholestérol sont souvent efficaces pendant 24 heures et l'horaire de la prise a donc une importance limitée. Choisissez un moment plus adapté et qui vous permettra de ne pas oublier votre médicament. Vous pouvez aussi demander à quelqu'un de votre entourage de vous le rappeler ou de programmer votre téléphone pour un rappel systématique. Pensez aussi au pilulier hebdomadaire (une case par jour) que vous remplissez en début de semaine et que vous mettez en évidence sur la table du repas. Certains piluliers peuvent sonner pour vous rappeler la prise de médicament.

• **Vous avez des effets secondaires.** Parlez-en avec votre médecin. Ce sont les statines qui sont le plus souvent en cause. Et ne négligez pas non plus un possible effet nocebo (voir encadré).

• **Vous avez trop de médicaments.** Lorsqu'il existe plusieurs facteurs de risque et dans le cadre de la prévention secondaire (après un infarctus, un AVC), plusieurs médicaments sont souvent nécessaires : pour abaisser le cholestérol, pour réduire la pression artérielle et pour diminuer le risque de caillots sanguins. Afin de réduire le nombre de médicaments, votre médecin pourra vous prescrire des comprimés contenant plusieurs principes actifs et éliminer ceux qui ne sont pas indispensables. Mais ce n'est pas toujours possible. Surtout, ne faites pas le tri vous-même sans lui en parler.

• **Vous vous sentez moins bien depuis que vous avez débuté le traitement.** Soyez patient. Il faut en effet quelques jours à quelques semaines pour s'habituer au traitement. N'attribuez pas trop vite tel ou tel symptôme (en particulier les douleurs musculaires) au médicament, sous prétexte qu'il figure sur la liste des effets secondaires possibles. Et parlez-en à votre médecin.

• **Vous vous trouvez trop jeune pour prendre des médicaments.** Je comprends ce sentiment, mais les traitements préventifs (HTA, cholestérol) visent à éviter la maladie et des complications qui peuvent retentir de façon grave – et parfois définitive – sur votre santé et votre mode de vie.

• **Vous vous méfiez des médicaments et vous préférez les médecines douces et naturelles.** En matière de prévention, le mode de vie (alimentation et activité physique) a un effet important (voir pages 112-138). Certains produits naturels, comme les stérols végétaux (voir page 143) ou la levure de riz rouge, peuvent abaisser le cholestérol. Mais commencez par regarder le résultat sur votre LDLc. S'il n'est pas aux objectifs définis par votre niveau de risque, un médicament s'impose. À la différence des médecines naturelles, l'intérêt des médicaments est confirmé par des études sur le long terme avec comparaison à un placebo.

Je ne suis pas régulièrement mon traitement, mais je n'arrive pas à en parler avec mon médecin. Que me conseillez-vous ?

Les difficultés d'observance sont fréquentes dans les traitements préventifs contre le cholestérol (et l'hypertension artérielle, d'ailleurs). Cest un problème que beaucoup de patients ont du mal à aborder avec leur médecin. Souvent, le patient non observant n'ose pas évoquer ses difficultés, car il se sent coupable. Et cette culpabilité porte essentiellement sur le manque de confiance dont ce comportement peut témoigner à l'encontre du médecin. Pourtant, il est essentiel d'en parler. Si vous ne prenez pas votre traitement, ou pas dans sa totalité, les résultats ne seront pas au rendez-vous, et votre médecin augmentera les doses (et pourra aussi prescrire des examens inutiles), ce qui ne fera qu'accroître les problèmes d'observance. Mieux vaut donc en parler franchement avec votre médecin. Il aura peut-être une première réaction de déception ou d'irritation, mais il vous sera sûrement reconnaissant de la confiance que vous lui accordez en abordant cette question difficile. Si vous n'arrivez vraiment pas à le faire, n'hésitez pas à consulter un autre médecin pour évoquer avec lui vos difficultés d'observance.

Comment expliquer la mauvaise observance des traitements ?

Plusieurs facteurs ont été mis en évidence par diverses études.

- **Le sexe :** les femmes ont une observance moindre du traitement, et c'est une donnée qui se retrouve pour l'hypertension artérielle.
- **La prévention primaire :** les patients n'ayant jamais eu de complications cardio-vasculaires sont moins convaincus de l'utilité du traitement que ceux qui ont déjà été touchés, et c'est vraiment dommage !
- **L'âge :** l'observance est moins bonne chez les plus jeunes (moins de 50 ans) et les plus âgés (plus de 70 ans).
- **Les facteurs socio-économiques,** avec de grandes variations en fonction des pays et des systèmes de couverture des maladies : un traitement quotidien à vie peut être difficile à suivre s'il n'est pas entièrement pris en charge.
- **La consommation régulière de tabac et/ou d'alcool.**
- **Une méconnaissance des risques du cholestérol et des avantages des traitements**, en particulier pour les statines.
- **Une mauvaise perception des traitements, et des statines en particulier**, induite par différents médias (voir aussi page 185). J'espère que la lecture de cet ouvrage sera un remède à ce dernier point.

L'EFFET NOCEBO

Vous avez sans doute entendu parler de l'effet placebo, qui est l'observation d'une amélioration d'un symptôme avec un traitement ne contenant pas de principe actif. Des modifications inconscientes de l'état du patient et de son comportement en lien avec la prise d'un médicament qu'il pense efficace expliquent l'amélioration (réelle) des symptômes. C'est la raison pour laquelle les placebos sont régulièrement utilisés dans les essais thérapeutiques pour montrer l'efficacité d'un médicament.

Moins connu, l'effet nocebo se traduit par l'existence d'effets nuisibles sans lien réel avec le traitement. Une étude de 2021 réalisée sur des patients ayant arrêté un traitement par statine en raison de douleurs musculaires l'a montré clairement. Ces patients ont été traités aléatoirement par période de deux mois, soit par une statine, soit par un placebo. L'étude, réalisée en double aveugle (ni le patient ni le médecin qui le suivait ne connaissaient la nature du traitement administré pour chaque période), a duré un an pour chaque patient, avec trois séquences de placebo et trois séquences de traitement par statine. Le nombre d'arrêts de traitement pour des douleurs musculaires n'a pas été significativement différent entre les périodes de prise de statine et l'administration du placebo. À la suite de cette expérience, deux tiers des patients ont accepté de reprendre une statine quand ils ont connu ces résultats. Cette étude illustre parfaitement l'effet nocebo : l'attente d'un effet négatif déclenche des symptômes douloureux, même avec la prise d'un placebo.

Pour tous les traitements, il y a souvent de nombreux effets secondaires recensés. Faut-il s'en inquiéter ?

Généralement longue, la liste des effets secondaires possibles est très utile, mais elle peut aussi favoriser un arrêt injustifié du traitement. Elle mentionne tous les effets indésirables rapportés par les patients ayant pris le traitement au cours des essais thérapeutiques. Certains sont très courants (maux de tête, troubles digestifs, par exemple), mais le fait de les ressentir sous traitement incite souvent à les attribuer au médicament. D'autres sont plus rares et certains peuvent être dangereux, c'est la raison pour laquelle vous devez les connaître.

En cas de doute, arrêter le traitement est justifié, mais vous devez en parler très rapidement à votre médecin, qui est le plus à même de savoir si le traitement est réellement en cause. N'hésitez pas à reprendre ce dernier si votre médecin vous le conseille.

La plus mauvaise chose à faire serait d'arrêter le traitement sans en informer votre médecin, car cela pourrait l'inciter à augmenter les doses.

Sachez enfin que beaucoup d'effets indésirables rapportés au traitement ne sont pas liés à lui. C'est ce qu'on appelle l'effet nocebo (voir encadré).

Quels éléments peuvent faire douter du lien entre cholestérol et risque cardio-vasculaire ?

Les détracteurs des traitements mettent en avant plusieurs arguments pour défendre le point de vue que le cholestérol n'est pas un problème pour la santé, qu'il ne faut pas le traiter, que les statines sont dangereuses, qu'il y a un complot de l'industrie pharmaceutique et des médecins pour gagner beaucoup d'argent par leurs prescriptions. Malheureusement, ce point de vue a été largement relayé dans les médias et a conduit à de nombreux arrêts de traitement. Il a pu être favorisé par un enthousiasme initial excessif à l'égard des statines, auxquelles on a prêté des avantages qu'elles n'avaient pas – certains sont allés jusqu'à prétendre que tout le monde devrait en prendre. La vérité est dans un juste milieu, mais notre époque incite à la provocation et à l'excès pour se faire entendre des médias, et le rapport bénéfice-risque est trop souvent balayé par la seule peur du risque. (Non, je ne vous parlerai pas de la vaccination contre la Covid-19 !)

Je veux présenter ici les principaux arguments des détracteurs du cholestérol et les réponses que l'on peut leur faire en s'appuyant sur des preuves scientifiques. Certains de ces arguments sont vrais, mais leur présentation sans nuances conduit à une mauvaise interprétation.

Le cholestérol est indispensable à l'organisme.

VRAI. Mais c'est une question de quantité – comme pour le sucre ou encore la pression artérielle. Il faut juste rappeler que les excès sont dangereux.

Le cholestérol n'est pas dangereux.

FAUX. Pour être plus précis, c'est l'excès de cholestérol véhiculé par les LDL qui est dangereux. Les preuves ont été apportées par des études venant de sources différentes : modèles animaux, études génétiques (hypercholestérolémie familiale, études de randomisations mendéliennes), études de population comme Framingham (voir page 82), essais thérapeutiques. Difficile d'avancer que tout cela est faux.

L'intérêt de traiter le cholestérol n'a été démontré que chez les patients à haut risque.

VRAI. Mais c'est déjà pas mal ! D'ailleurs, pourquoi faudrait-il être vieux ou malade pour bénéficier de mesures de prévention contre le risque cardio-vasculaire ? (Voir page 110.)

Plusieurs études n'ont pas montré d'effet significatif des traitements contre le cholestérol sur les complications cardio-vasculaires.

VRAI. Mais il y a plusieurs explications possibles (voir page 161).

Les études sur la réduction du cholestérol ne montrent pas d'effet sur la mortalité.

VRAI (souvent, mais pas toujours). Mais ce n'est pas le critère sur lequel ces études ont été construites. Les études sont basées sur la diminution des complications cardio-vasculaires. Il est prévu de les arrêter quand une différence significative est observée sur le critère principal dans un groupe, et ce point est jugé sans levée d'aveugle, c'est-à-dire sans que l'on connaisse le traitement en cours dans chacun des groupes. Pour avoir un effet sur la mortalité, il faut des études plus longues mais qui seraient non éthiques si un bénéfice sur les complications cardio-vasculaires est mis en évidence, car cela conduirait à maintenir dans l'étude un groupe qui connaît un risque plus important que l'autre. Lorsque l'on regroupe plusieurs études (méta-analyse), on augmente la puissance de l'analyse ; l'effet observé sur la mortalité devient donc significatif.

Les statines peuvent être à l'origine de complications graves.

VRAI. Mais ces complications sont très rares et peuvent être dépistées avant de devenir graves (voir page 149).

Les statines favorisent le cancer.

FAUX. Quelques études ont même montré des résultats positifs (mais limités) des statines sur certains cancers (voir page 100).

Les effets secondaires des statines sont très fréquents.

FAUX. Voir page 149.Les douleurs musculaires sont rapportées chez 2/1 000 patients dans les études en double aveugle, mais montent à 10-20 % dans les études où le patient sait qu'il prend une statine (c'est l'effet nocebo ; voir encadré page 184). Les rhabdomyolyses sont devenues exceptionnelles. Les hépatites peuvent survenir chez 1/100 000 patients. Le risque de diabète de type 2 est estimé à 1/1 000 par année de traitement mais il dépend beaucoup du terrain (surpoids, manque d'activité physique, antécédents familiaux de diabète).

Les résultats des études sont faux ou biaisés.

Faux. Les effets bénéfiques du traitement du cholestérol sont en effet proportionnels à la baisse du LDLc et à sa durée (voir encadré page 168).

Les médicaments contre le cholestérol rapportent beaucoup d'argent à l'industrie pharmaceutique.

VRAI. Mais il est important que l'industrie pharmaceutique fasse des bénéfices pour poursuivre ses recherches et le développement de nouveaux médicaments, qui comporte toujours une part de risque.

L'industrie pharmaceutique influence les médecins prescripteurs.

VRAI, mais de moins en moins. À une époque, l'industrie pharmaceutique a pu influencer les prescriptions des médecins par le biais d'avantages en nature, en particulier des invitations à des congrès pour lesquels le cadre du séjour comptait beaucoup plus que la formation délivrée ! Aujourd'hui, ces procédés sont interdits. Ce qui ne signifie pas que l'industrie pharmaceutique ne dispose plus de moyens d'influence. En soi, il est normal qu'elle présente les avantages des thérapeutiques qu'elle met au point, mais les sources d'information sont de plus en plus nombreuses grâce à Internet, et les médecins peuvent ainsi plus facilement exercer leur esprit critique.

Les leaders d'opinion peuvent recevoir des honoraires importants de l'industrie.

Vrai. Mais, comme l'industrie qui les rémunère, ils doivent les déclarer. Sinon, il y a conflit d'intérêts. Il est normal que l'expertise que peuvent apporter certains spécialistes à l'industrie pharmaceutique soit rémunérée, à condition que cette rémunération soit motivée et encadrée. Le lien avec l'industrie doit donc être transparent.

Un taux de LDLc trop bas est dangereux.

Peut-être. Mais ce n'est pas systématique. Car si le cholestérol est effectivement indispensable, le LDLc n'est qu'un moyen de transport. Et un taux bas ne traduit pas forcément un manque de disponibilité du cholestérol pour les besoins de l'organisme (voir page 169).

QUAND LA CÉRIVASTATINE A ÉTÉ RETIRÉE DU MARCHÉ

Commercialisée en 1998 sur le marché américain par Bayer, la cérivastatine était la statine la plus puissante en matière de réduction du LDL-cholestérol : trois fois plus que la pitavastatine, actuellement la plus puissante des statines. La cérivastatine a été retirée du marché en 2001 en raison de la survenue de cas de rhabdomyolyse, une atteinte toxique grave des muscles (voir page 150). Le délai entre la mise en évidence de ces cas avec la cérivastatine (en association avec le gemfibrozil pour la moitié des personnes concernées) et l'arrêt de la commercialisation a été trop long (le premier cas a été déclaré en 1999). En tout, 52 décès rapportés à des cas de rabdomyolyse liés à la statine ont été relevés dans le monde. Il aurait sans doute été possible – et souhaitable – que la procédure soit plus rapide. Cet événement a toutefois montré que la vigilance sur les effets néfastes des nouveaux médicaments s'améliore, ce qui renforce la sécurité des patients. Malheureusement, il aura fallu beaucoup plus de temps pour le Mediator®.

Les médicaments de prévention doivent bénéficier d'essais à long terme prouvant leur efficacité sur le critère intermédiaire (niveau de LDLc dans ce cas, pression artérielle pour l'hypertension artérielle, glycémie ou hémoglobine glyquée pour le diabète), mais aussi – et surtout – sur la diminution des événements cardio-vasculaires et sur la tolérance.

Remerciements

À Élisabeth Boyer qui a su mettre ordre et fluidité dans ma prose. C'est un plaisir de travailler avec vous. Jamais deux sans trois ?

À Hélène Bely pour ses conseils diététiques et à toute l'équipe du service de cardiologie/hypertension artérielle de l'hôpital Saint-André (CHU Bordeaux). Vous êtes les meilleurs !

Achevé d'imprimer en Espagne par Rotativas
pour le compte des Éditions Marabout (Hachette Livre)
58, rue Jean Bleuzen, 92178 Vanves Cedex
Dépôt légal : avril 2022
ISBN : 978-2-501-16754-3
3324491 – Ed. 01